JN062809

臨床心電図講義

電気生理の基礎から
循環器内科研修医レベルまで

岩井邦充

臨床心電図講義 電気生理の基礎から循環器内科研修医レベルまで

2021年3月1日　第1版第1刷

著　者　岩井邦充
　　　　いわ　い　くにみつ

発　行　金沢医科大学 出版局
　　　　〒920-0293
　　　　石川県河北郡内灘町大学1-1
　　　　電話　076-286-2211(代表)

発売元　株式会社 紀伊國屋書店

印　刷　株式会社 大和印刷社

ISBN 978-4-906394-55-5

■ 序

　この教科書は、まず心電図を読むときに必要な基本知識を述べ、次に臨床の場で遭遇する患者の心電図異常を診断できるように応用問題をつけ解説してあります。対象とする読者は、心電図をはじめて学ぶ医学部生・看護学部生から国家試験に臨む学生、すでに臨床の場で働いている研修医および看護師に至るまで幅広い層です。特徴は、難しい論理を使用せず簡単な電場理論に基づいて波形の成り立ちを理解させ、次に単純な図形のパターン認識を利かすことにより異常を見付ける練習をさせていることです。

　他の成書のように詳細な基礎知識を積み重ね、すべての心臓疾患の心電図診断を網羅するような書き方はしておりません。しかし、臨床で遭遇する頻度が高い重要な心電図異常は必ず診断できるように書いています。この本に従えば10分で心房細動を診断する力がつき、20分で不安定狭心症の心電図変化メカニズムを理解することができます。

　循環器内科では、患者の心電図変化をすばやく診断できる自信がなければ心臓カテーテル検査、冠動脈インターベンション治療に従事することはできません。そのような専門医の方もこの本を読むことで、もう一度知識を見直していただけば、必ずそうだったのかと納得するところがあるはずです。

　大阪労災病院循環器内科で心臓カテーテル検査と心臓病臨床を指導し協力してくださった先生方、さらに金沢医科大学病院で虚血性心疾患高齢患者を紹介したとき冠動脈インターベンション治療を数多く施行してくださった心血管カテーテル治療科の北山道彦、土谷武嗣両先生に深く感謝致します。

金沢医科大学病院 健康管理センター長
岩井邦充

略歴
1982年　大阪大学医学部卒業、医師免許取得、大阪大学医学部付属病院第一内科研修
1983年　大阪警察病院心臓センター内科
1984年　大阪大学医学部循環器内科、循環器専門医取得
1997年　大阪労災病院循環器内科副部長
1999年　金沢医科大学高齢医学助教授
2010年　金沢医科大学看護学部教授
2020年　金沢医科大学病院健康管理センター長

推薦の言葉

　この教科書は筆者が約20年にわたり毎週、医学部5年生の高齢医学科における臨床実習(CCS)で施行してきた不整脈と虚血性心疾患についての心電図演習の集大成です。筆者は学生たちが心電図診断をするとき、どこでつまずくかをよく知っています。例えば、P波を追う癖が身についていないので最も簡単な不整脈である心房性期外収縮が診断できない。12誘導の正常QRSパターンを理解し記憶していないので、心筋梗塞ではST変化ばかり注目してより重要な異常Q波形成に気づかない。この教科書はそれに答えてくれます。学生たちは説明を受けて明瞭に理解し心房細動の心電図診断ができるようになったと感動しています。国家試験に合格し金沢医科大学を卒業していくときに、この5年生高齢医学実習で配布されたプリントを大事に持って病院研修に臨みますと筆者に挨拶に来ていた学生もいました。

　ところで高齢患者は狭心症や心筋梗塞を発症していても胸痛など典型的な胸部症状を示さず、心不全やショックなどの心臓合併症が起こってからはじめて気づく場合が少なくありません。このように高齢者救急の場では隠れている心臓の重篤な異常を捉えることによって全身の病態を一元的に説明できる場合がよくあり、これには心電図をとって診断するという作業が必須です。

　筆者は長年に渡り金沢医科大学病院高齢医学科において診断が困難な症例に対して的確な心電図診断を与えることで診療に寄与し周囲のスタッフから信頼されてきました。本著書を学生、研修医、看護師のための優れた教科書として推薦します。

金沢医科大学 高齢医学主任教授
大黒正志

目 次

第三章　虚血性心疾患

第一章

12誘導心電図の成り立ちを理解し
QRSパターンを読む

心臓の中での刺激伝導

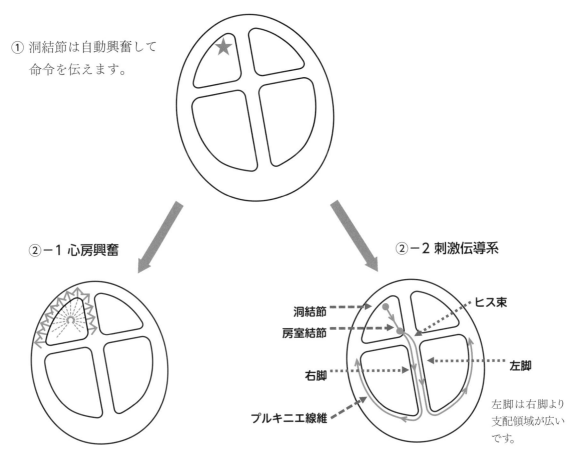

① 洞結節は自動興奮して
命令を伝えます。

②－1 心房興奮

②－2 刺激伝導系

洞結節
房室結節
右脚
プルキニエ線維
ヒス束
左脚
左脚は右脚より
支配領域が広い
です。

②－1 心房興奮

心房全体に興奮が伝わり、興奮の合算が後で
述べるP波を形成します。

②－1 刺激伝導系

心室全体を一気に収縮させるためには、心室筋
各部分の興奮を同時にスタートさせる必要があり
ます。
そのために洞結節の命令を前もって刺激伝導系
という速い伝達路を通って心室各部分の内膜側に
伝えておきます。

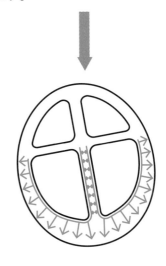

③ 心室興奮：QRS波形成

心室壁の各部分の興奮は同期します。
その直後、各部分の収縮が同期して起こり
ます。

心室興奮による心電図波形の成り立ち

心臓の壁にある心筋細胞が電気的に興奮することで電場が形成され、観測点で電位波形が描かれます。隣の細胞にどんどん興奮が伝達されていきます。

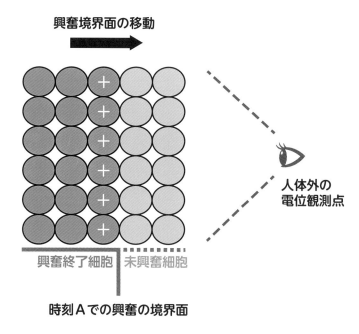

興奮境界面の移動

興奮終了細胞　未興奮細胞

時刻Ａでの興奮の境界面

人体外の
電位観測点

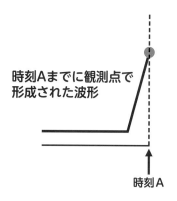

時刻Aまでに観測点で
形成された波形

時刻A

観測点が興奮の近づく方向に位置すれば、観測点での電位記録はプラス波形になります。

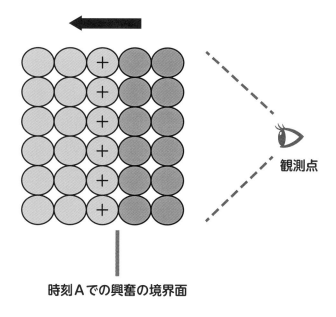

観測点

時刻Ａでの興奮の境界面

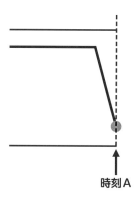

時刻A

時刻Aまでに観測点で
形成された波形

観測点が興奮から遠ざかる方向に位置するときは、観測点での電位記録はマイナス波形になります。

9

- 実際の興奮は中隔から始まり広がっていきます（興奮済は薄オレンジ部分）。
- 各時刻において興奮境界面が作る電場（大きさと方向を持つベクトル）↓を合成した起電力ベクトル⬇。
- 左心室は右心室より分厚いために興奮終了まで時間がかかります（時刻3）。

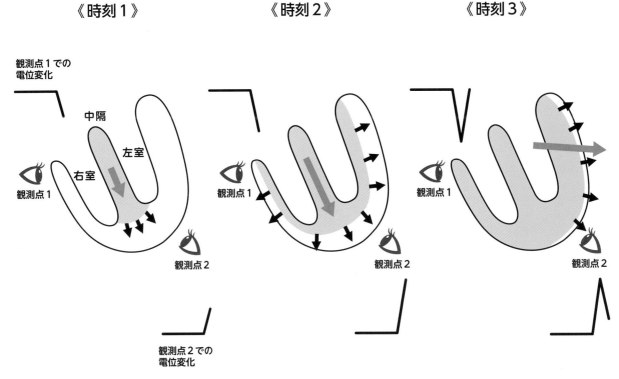

《時刻1》　　　《時刻2》　　　《時刻3》

観測点1，2で描かれる波形は、起電力ベクトルのその観測点への成分の時間的変化です。観測点により描かれる波形は異なります。

電位観測点の約束事：12誘導

胸部誘導：

胸壁に6箇所の観測点を置きます。

四肢誘導：

両手首・両足首に観測点を置き、各電位から以下の計算を行い定義します。

心電計の中で自動計算されて出力されます。

V_1	第4肋間胸骨右縁	I	左手－右手
V_2	第4肋間胸骨左縁	II	左足－右手
V_3	V_2とV_4の中点	III	左足－左手
V_4	第5肋間で鎖骨中線	aV_R	左手＋左足－右手
V_5	V_4と同じ高さで前腋窩線	aV_L	右手＋左足－左手
V_6	V_4と同じ高さで中前腋窩線	aV_F	右手＋左手－左足

波形の正常値と正常パターン

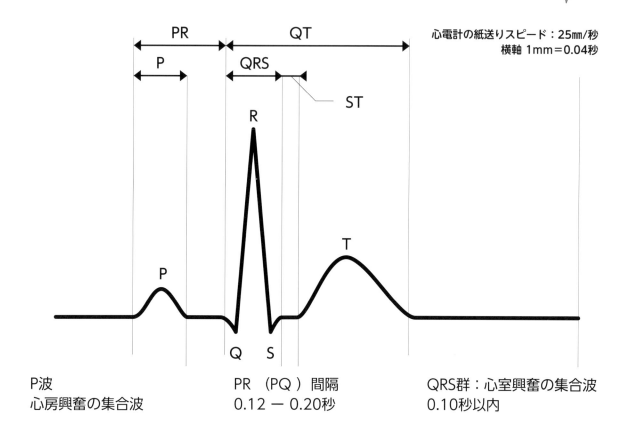

心電計の紙送りスピード：25㎜/秒
横軸 1mm＝0.04秒

P波
心房興奮の集合波

PR （PQ ）間隔
0.12 － 0.20秒

QRS群：心室興奮の集合波
0.10秒以内

QRS のパターンは誘導（観測点）によってまったく違います。

QRSパターン群における
QRSパターンの名づけ方の定義

Q：時間的に最初の陰性
R：時間的に最初の陽性
S：Rの後の陰性

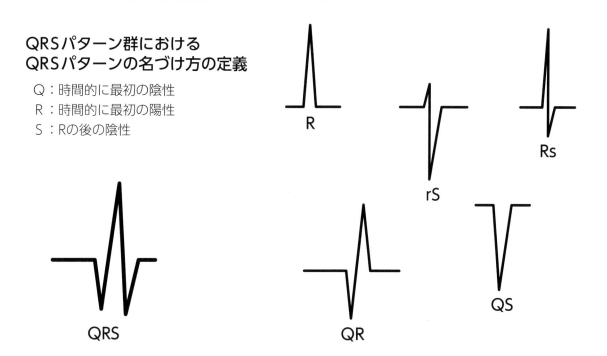

・電気ベクトルが観測点（その誘導）に向かってくると陽性波、遠ざかると陰性波となります。
・陽性波と陰性波の絶対値にかなり差があるときには大きい方を大文字、小さい方を小文字で表します。
　あまり差がないときは、両方とも大文字で表します。

心電図1．正常心電図　《QRS パターンに注目》

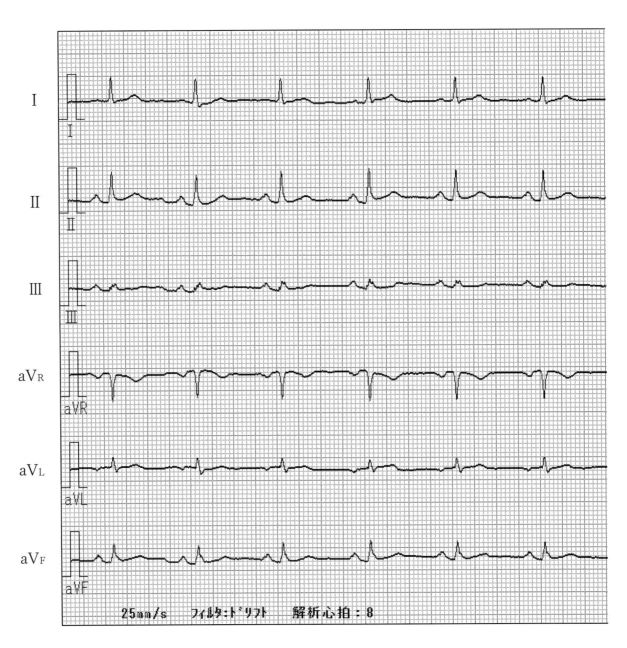

25mm/s　　フィルタ:ドリフト　　解析心拍：8

正常心電図のＱＲＳパターン

四肢誘導：

Ⅰ，Ⅱ，aVF：R波が優勢

aVR：必ず陰性波が優勢

較正波：縦の目盛１０㎜＝１mVに相当

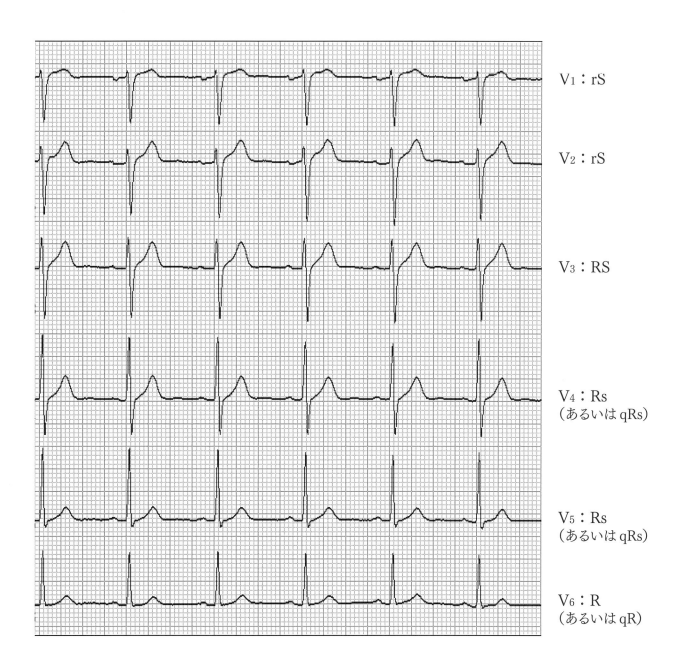

V_1：rS

V_2：rS

V_3：RS

V_4：Rs
（あるいは qRs）

V_5：Rs
（あるいは qRs）

V_6：R
（あるいは qR）

胸部誘導：V_1→V_5といくに従ってR/S比は増大します。

比＝1：となるところを移行帯と言い、V_3あるいはV_4のあたりになります。

正常心電図では　V_3　$R < |S|$

　　　　　　　　　V_4　$R > |S|$

心電図２．時計回転（病的意義ほとんどなし）

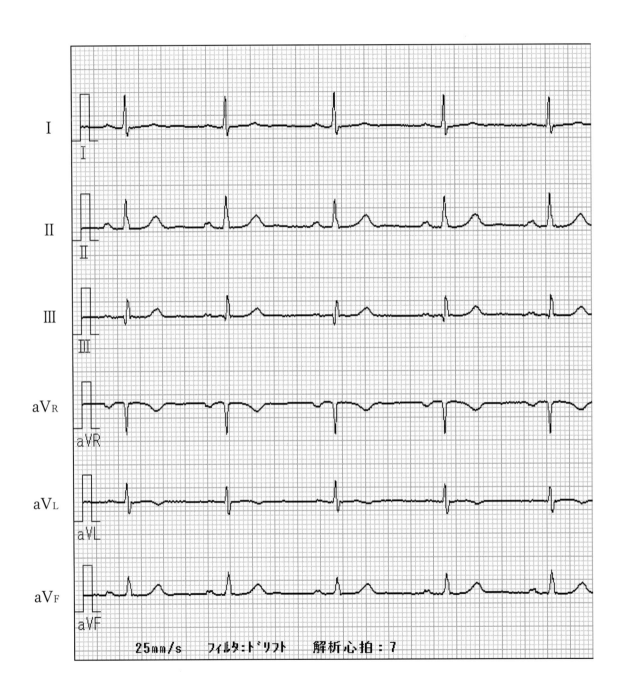

25mm/s　　フィルタ:ドリフト　　解析心拍：7

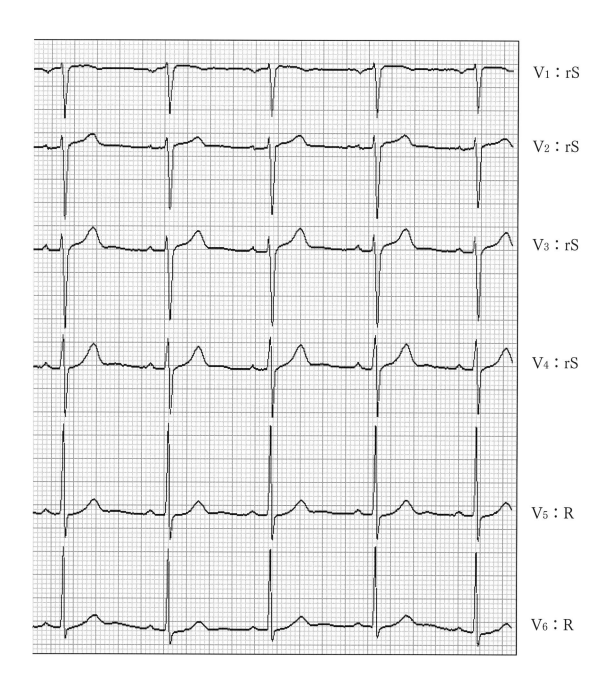

V₁ ： rS

V₂ ： rS

V₃ ： rS

V₄ ： rS

V₅ ： R

V₆ ： R

V₁からV₄に向かってR波がなかなか増高しません。

時計回転では　V₃　　R<|S|

V₄　　R<|S|

心電図3．反時計回転（病的意義ほとんどなし）

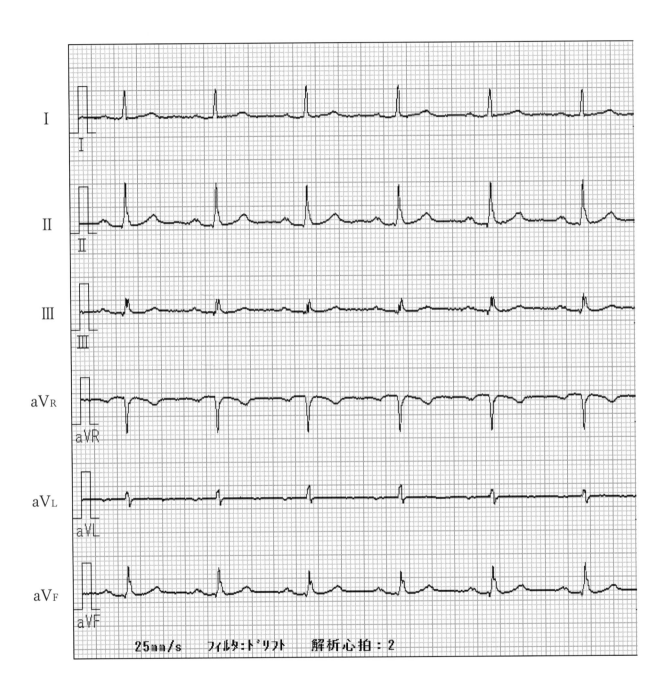

25mm/s　　フィルタ:ドリフト　　解析心拍：2

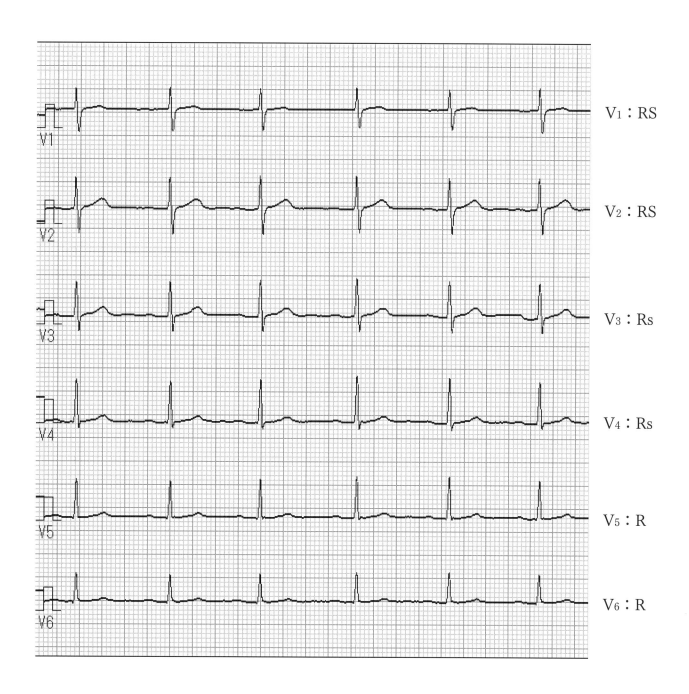

V₁：RS

V₂：RS

V₃：Rs

V₄：Rs

V₅：R

V₆：R

V₁からR波が高い
まるで正常のV₃のよう

$\sqcap$ 較正波：縦の目盛5㎜＝1mVに相当

下記の心電図を診断してみましょう。

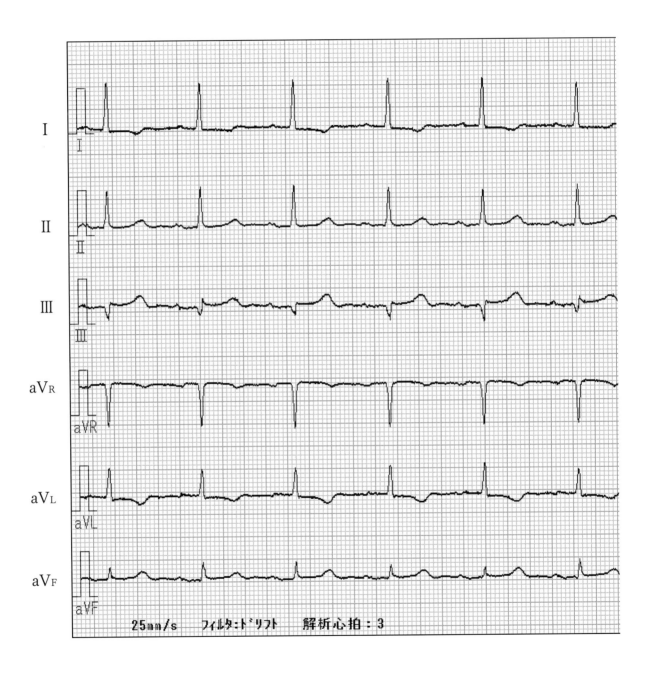

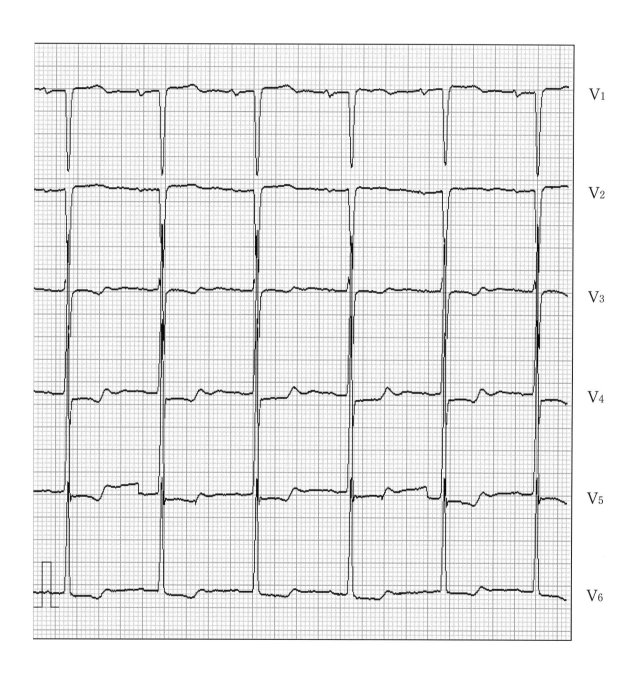

較正波：縦の目盛１０㎜＝１ｍＶに相当

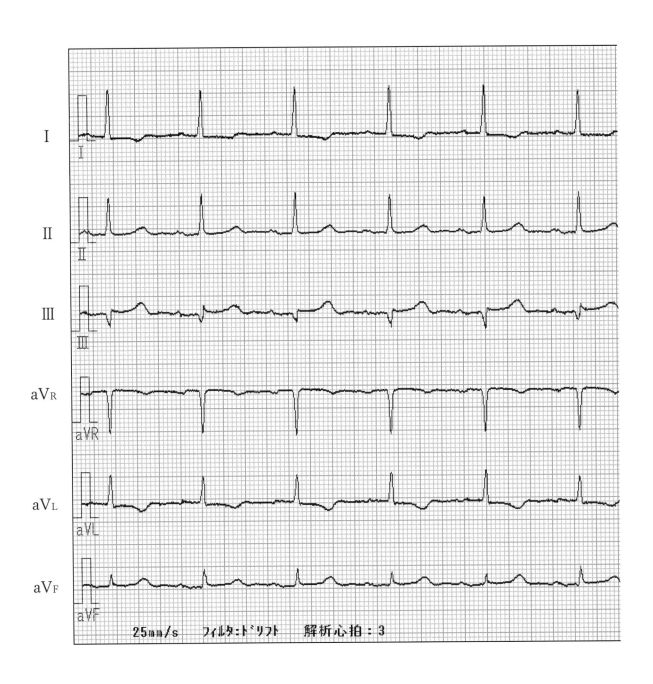

心電図の左室肥大の基準：
$SV_1 + RV_5 > 35mm + ST低下・陰性T$

左室肥大：起電力が大きくなる

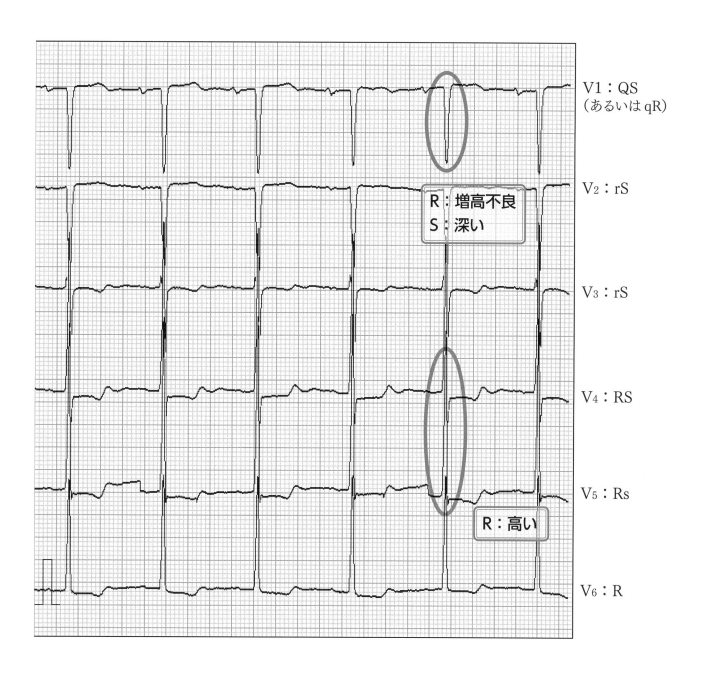

V1：QS
（あるいは qR）

V2：rS

R：増高不良
S：深い

V3：rS

V4：RS

V5：Rs

R：高い

V6：R

V1のR波が増高不良あるいはQSパターンに加え、S波深く
V5のR波が高い。
左室肥大基準：|S|V1＋RV5＞35mm ＋ ST低下・陰性T波

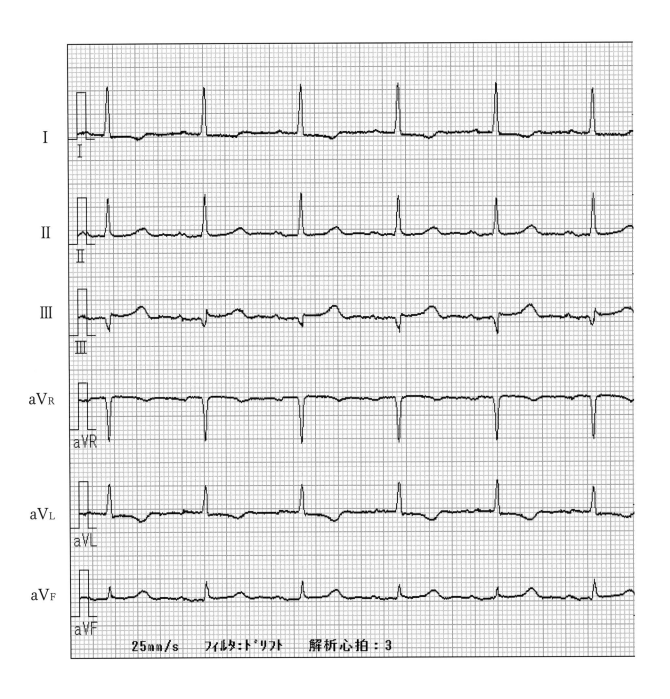

25mm/s　　フィルタ:ドリフト　　解析心拍：3

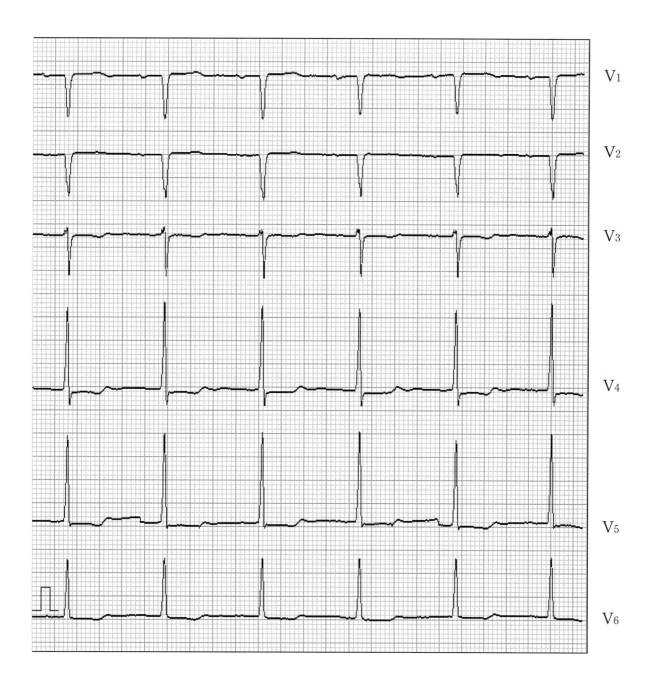

$\displaystyle\prod$ 較正波：縦の目盛 5 ㎜ = 1 mV に相当

波形の重なりをなくして見やすくするために縦を $\times \dfrac{1}{2}$ に縮小します。

心電図6. Question 2

下記の心電図を診断してみましょう。

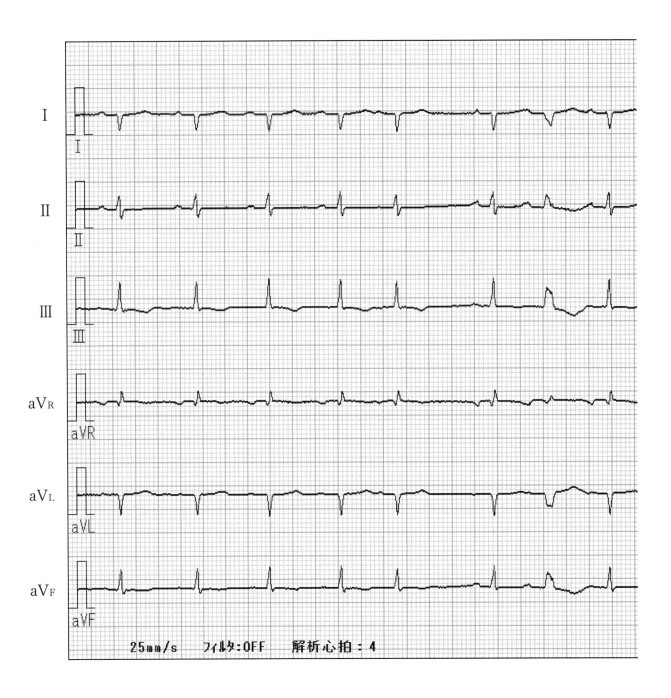

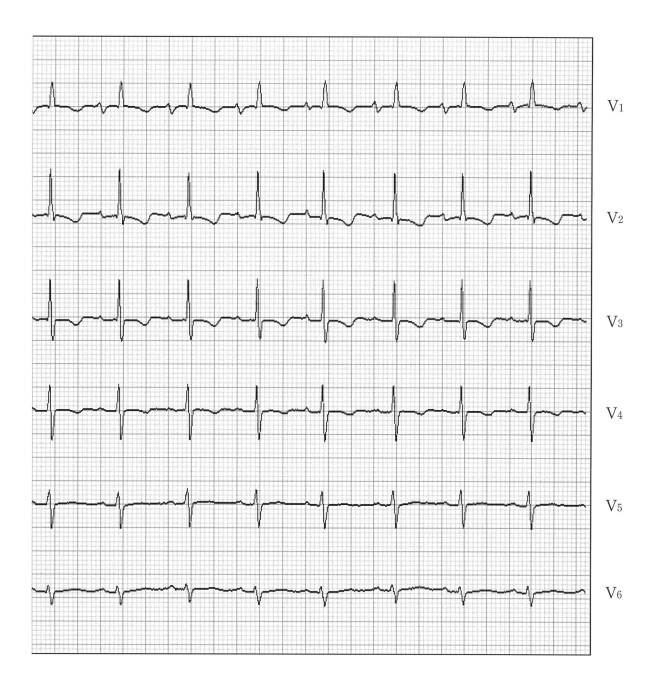

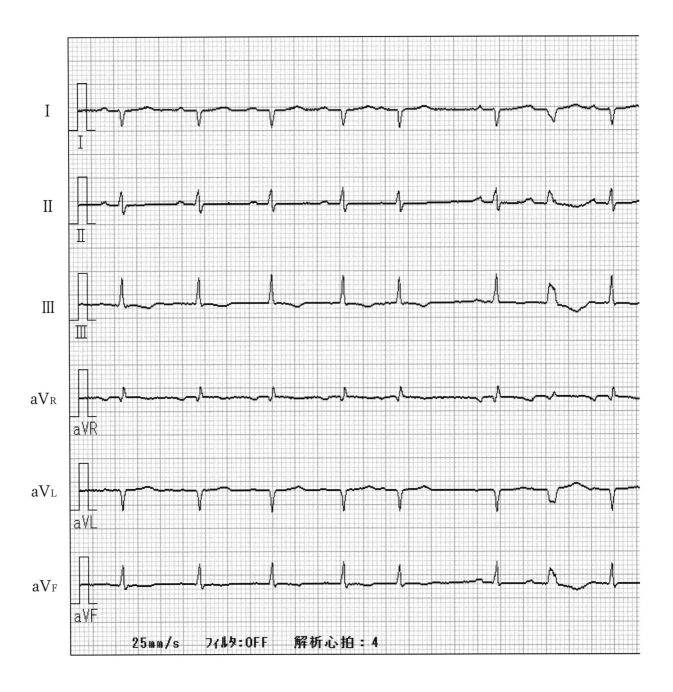

25mm/s　フィルタ:OFF　解析心拍：4

右室肥大

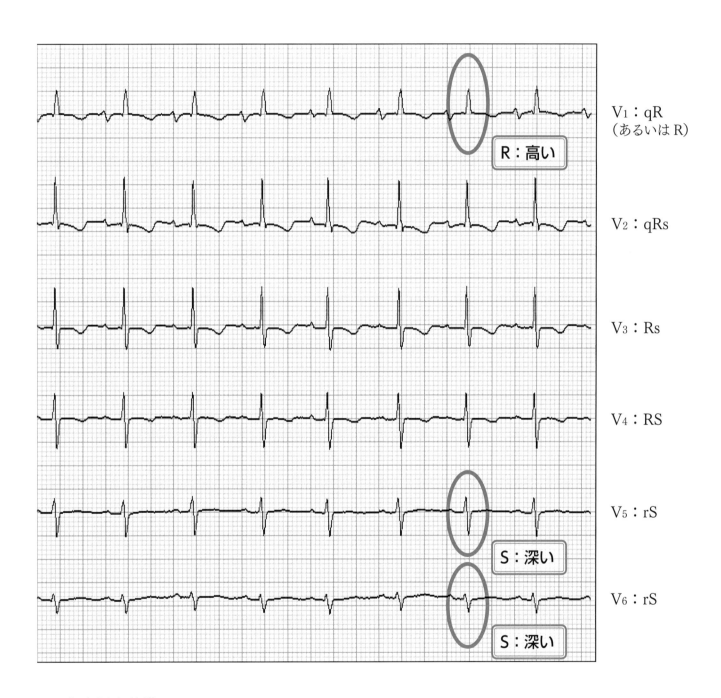

V1：qR
（あるいは R）

R：高い

V2：qRs

V3：Rs

V4：RS

V5：rS

S：深い

V6：rS

S：深い

右室肥大基準

・V_1 で $R / S > 1$、$R \geqq 0.5\text{mV}$（右脚ブロック型も含む）

　ＳＴ低下、陰性Ｔ波。

・V_5、V_6 で深いＳ波。

心電図7. Question 3−1

下記の心電図を診断してみましょう。

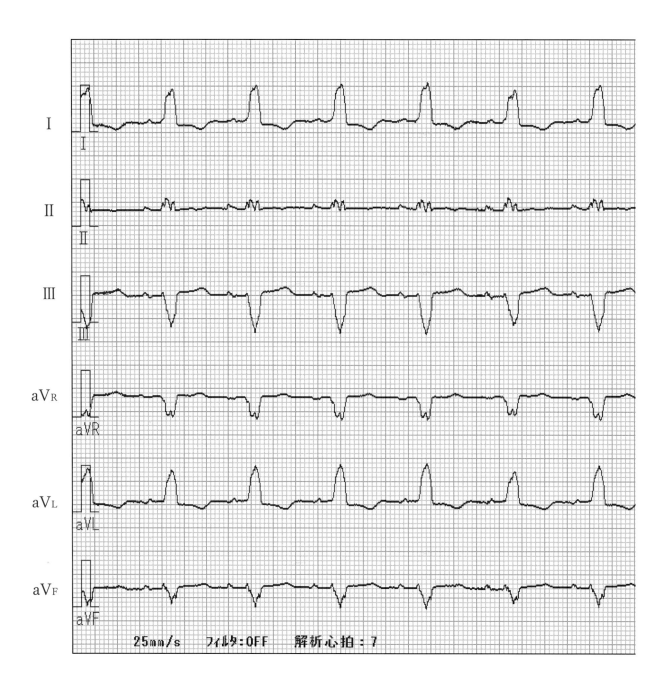

25mm/s　フィルタ:OFF　解析心拍：7

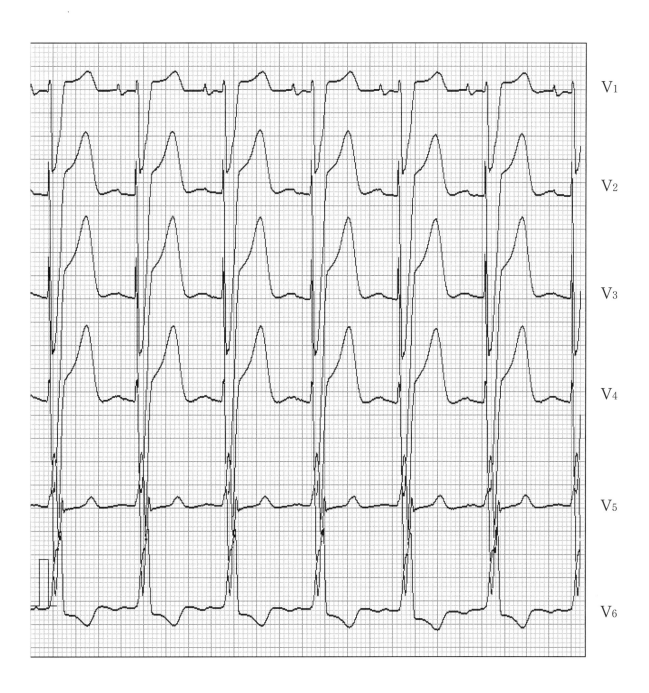

下記の心電図を診断してみましょう。

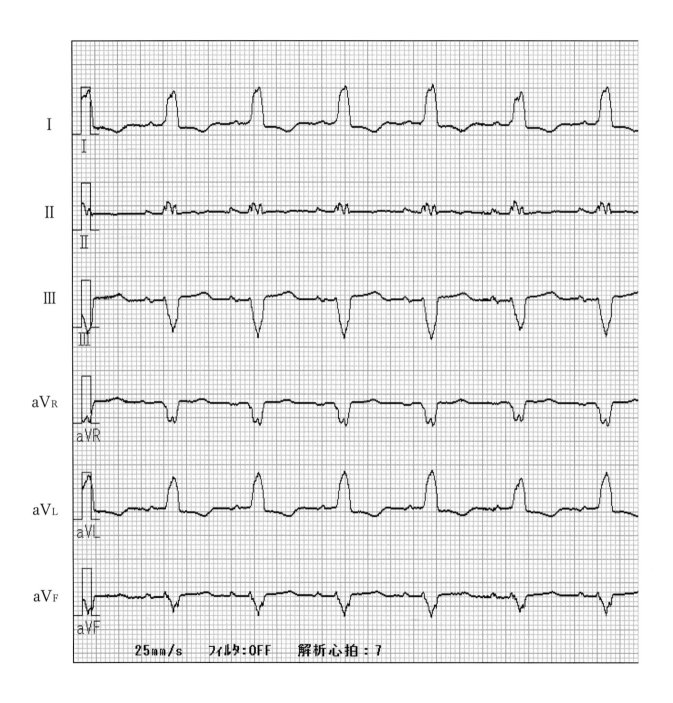

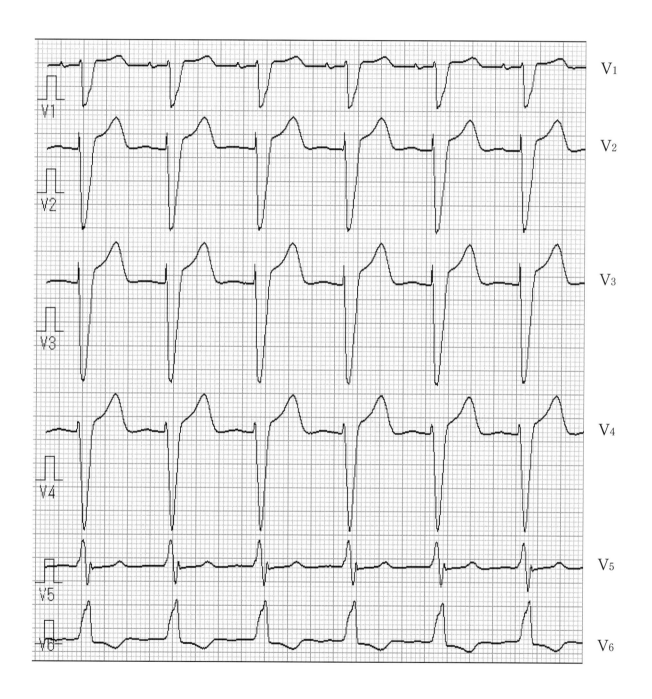

$\prod$ 較正波：縦の目盛 5 ㎜ = 1 mV に相当

波形の重なりをなくして見やすくするために縦を × $\frac{1}{2}$ に縮小します。

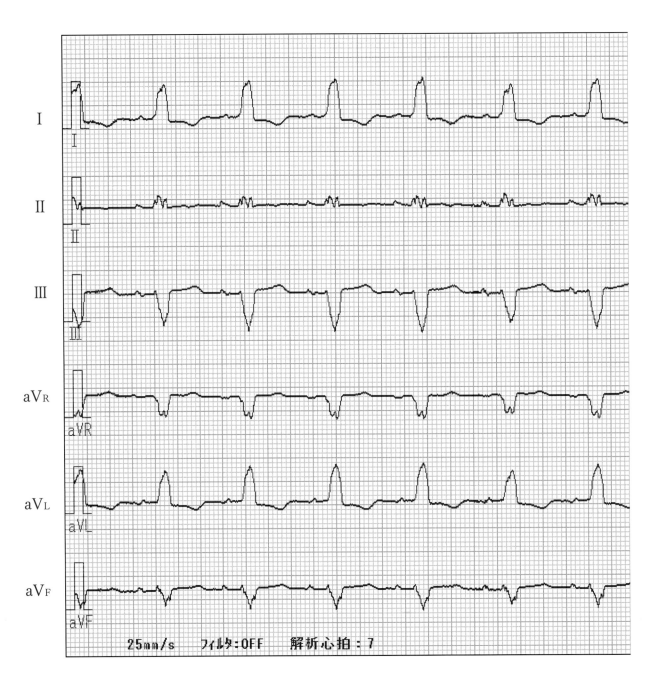

25mm/s　フィルタ:OFF　解析心拍:7

左脚が途切れているため、先に右脚側を通って興奮が伝えられ、左脚側に支配された
心筋の興奮は遅れて回ってきます。

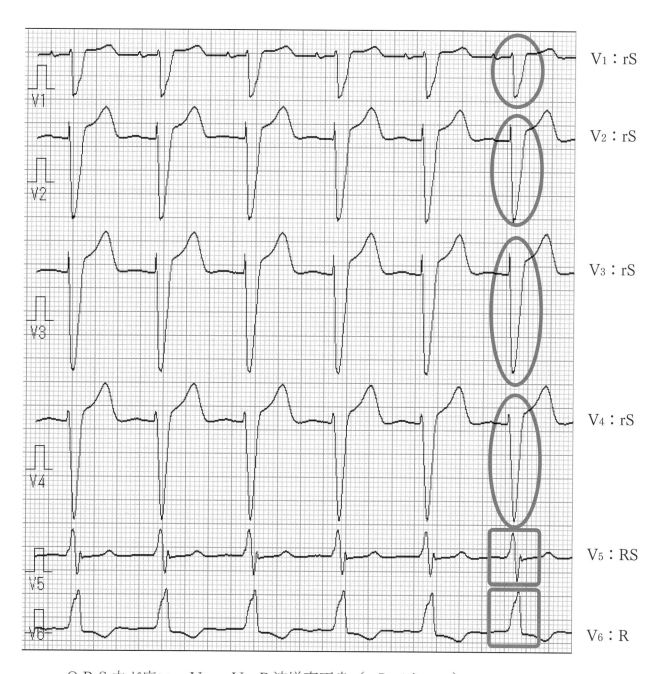

V1：rS

V2：rS

V3：rS

V4：rS

V5：RS

V6：R

・ＱＲＳ巾が広い。Ｖ1－Ｖ4 Ｒ波増高不良（ｒＳパターン）。

・Ｖ5、Ｖ6 でパターンがいきなりＲ。しかも２峰性（ぎざぎざ）。

・Ｖ1－Ｖ4 ：ＳＴ上昇。Ｉ，aＶL Ｖ6：　 ＳＴ低下＋陰性Ｔ

左脚ブロックが出現すると元の自然波形が見られないため、心電図診断が制限されます。
左脚ブロックは広範囲の心筋傷害（心筋梗塞、心筋症、重症弁膜症）が隠れている
可能性を示唆します。

心電図9. Question 4

下記の心電図を診断してみましょう。

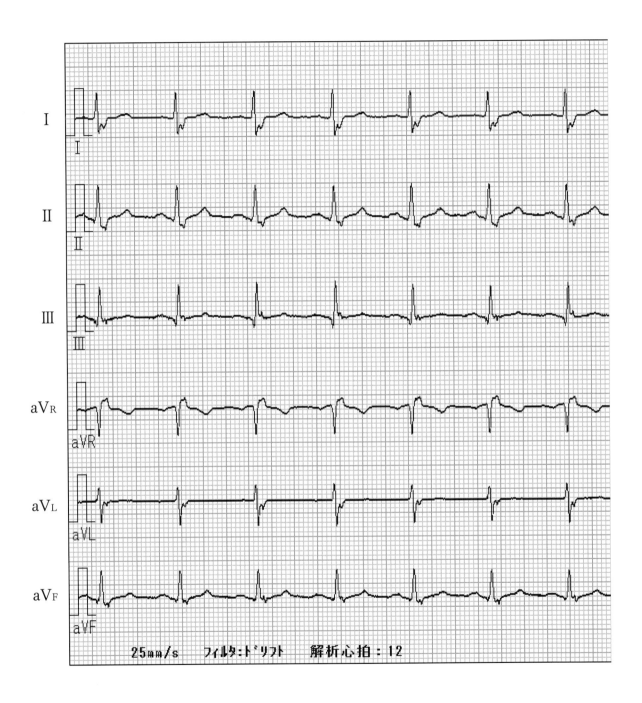

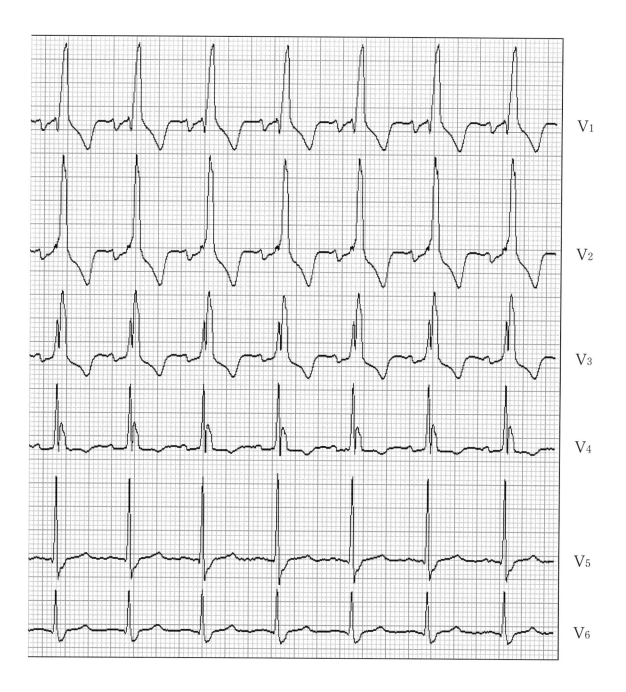

V₁

V₂

V₃

V₄

V₅

V₆

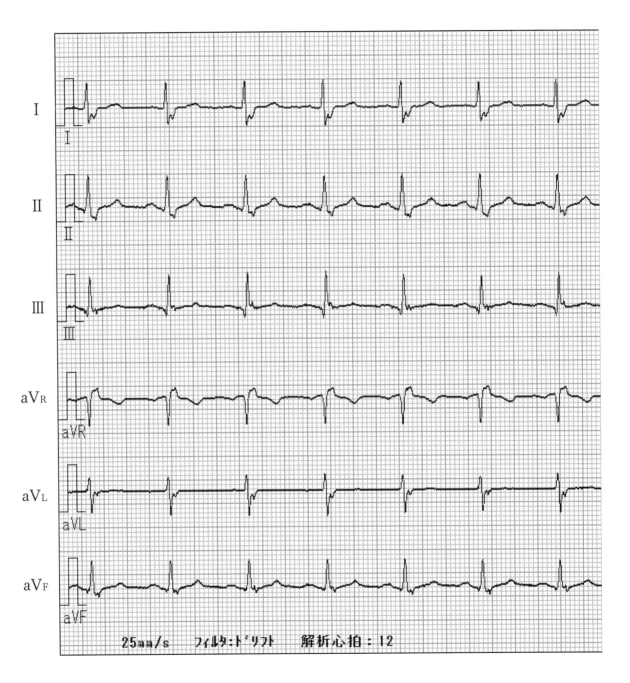

25mm/s　フィルタ:ドリフト　解析心拍：12

右脚が切れているため、先に左脚側を通って興奮が伝えられ、右脚側に支配された
心筋の興奮は遅れて回ってきます。

rsR'と2峰性になります。

完全右脚ブロック

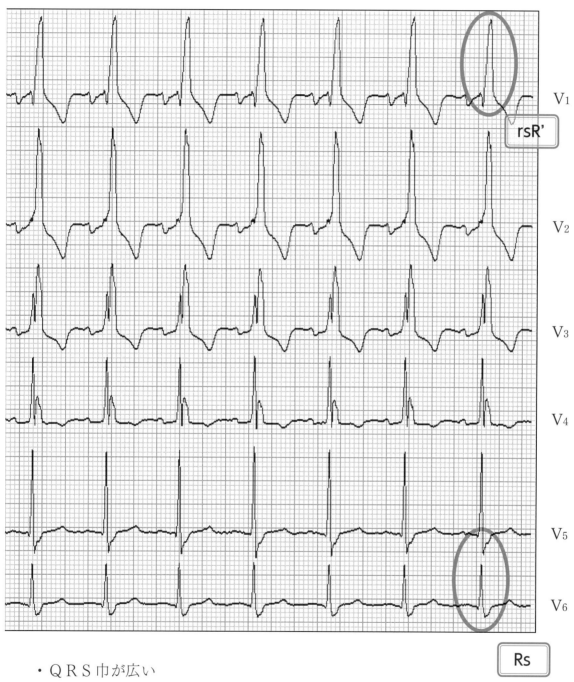

V₁

rsR'

V₂

V₃

V₄

V₅

V₆

Rs

・ＱＲＳ巾が広い
・Ｖ₁Ｖ₂　ｒｓＲ'パターン
・Ｖ₅，Ｖ₆　Ｒｓ　（ｓは幅広）
　右脚ブロック単独の異常は左脚ブロックに比して病的意義が少ないです。

心電図でとらえることのできる病態

不整脈　　　　　　　　　　　各種、ただし発生時を捕まえる必要があります。

　　　　　　　　　　　　　　（ホルター心電図も利用）

心筋起電力が変化する病態　　虚血…………狭心症、ただし発作を捕まえる必要があります。

　　　　　　　　　　　　　　　　　　　　　（ホルター心電図、運動負荷心電図も利用）

　　　　　　　　　　　　　　虚血・壊死…心筋梗塞、心筋炎

　　　　　　　　　　　　　　肥大…………弁膜症、高血圧、心筋症

心臓周囲の影響で低電位　　　空気…………肺気腫
四肢誘導QRS波高＜0.05mV

　　　　　　　　　　　　　　脂肪…………肥満

　　　　　　　　　　　　　　液体…………心嚢液貯留

　　　　　　　　　　　　　　炎症…………心膜炎

第 二 章

不整脈：P波の存在を捉え不整脈を診断する

心電図1.

正常心電図

洞調律, 心拍数＝68／分

$60 \leqq$ 正常心拍数 $\leqq 90 \rightarrow$ 正常心拍数：$60 \leqq HR \leqq 90$

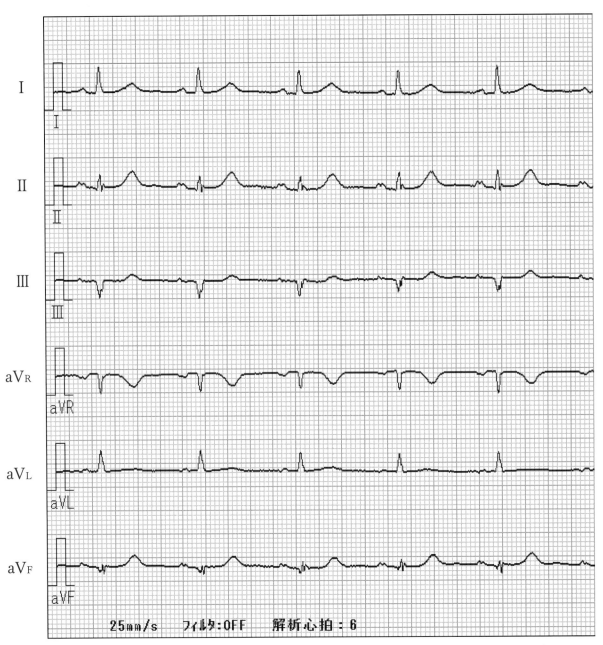

ポイント

P波－QRS波が一対一に対応している。

P－P間隔、およびQRS－QRS間隔（RR間隔）が等間隔。

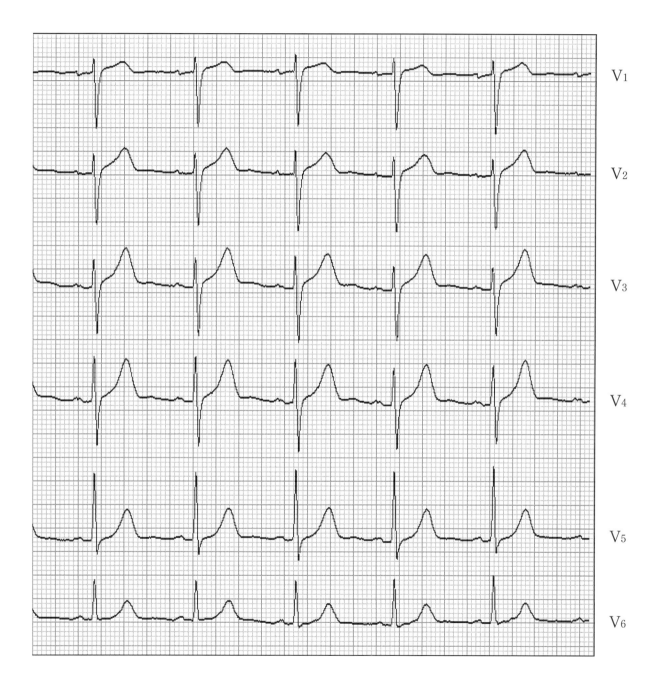

下記の心電図を診断してみましょう。

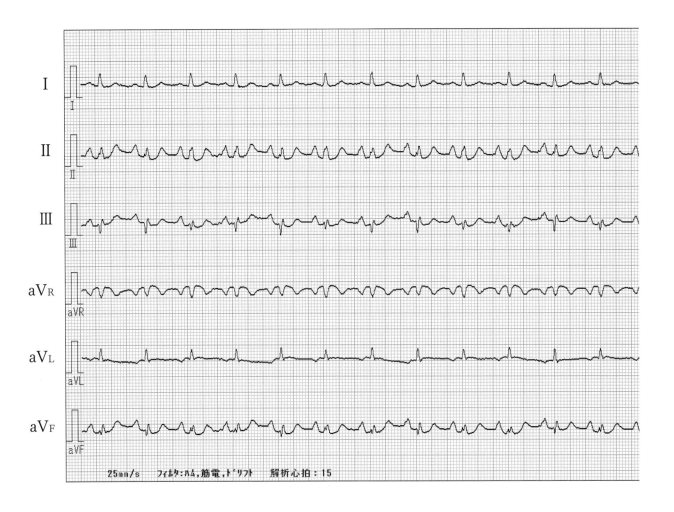

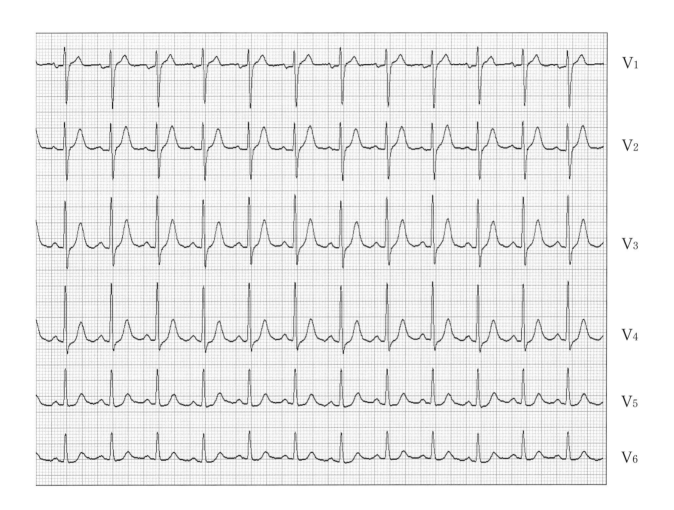

「臨床的にはどのような状態でしょうか ？」

心電図２．Answer 1

洞調律, 心拍数＝101/分
洞頻脈：100 ＜ HR
交感神経興奮により生じる
しかし、洞性P ＜ 150/分

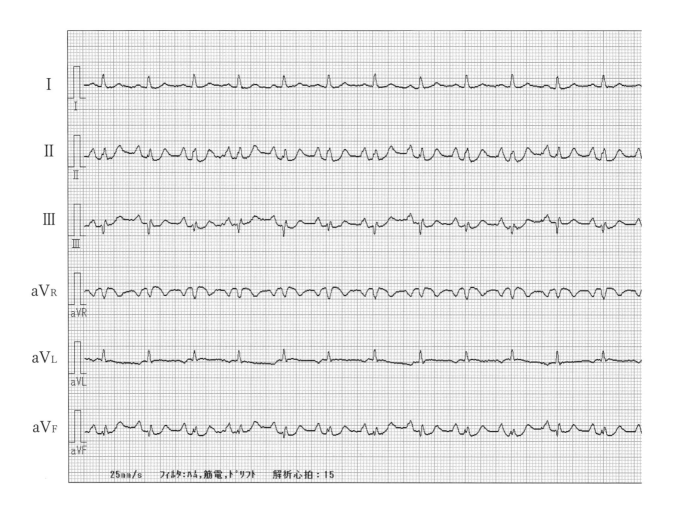

ヒント
心臓の全身に対する目的を考えます。
心臓は全身に酸素を運ぶ仕事をしています。
酸素不足となったとき、交感神経が活性化され心臓が刺激されます。

洞頻脈

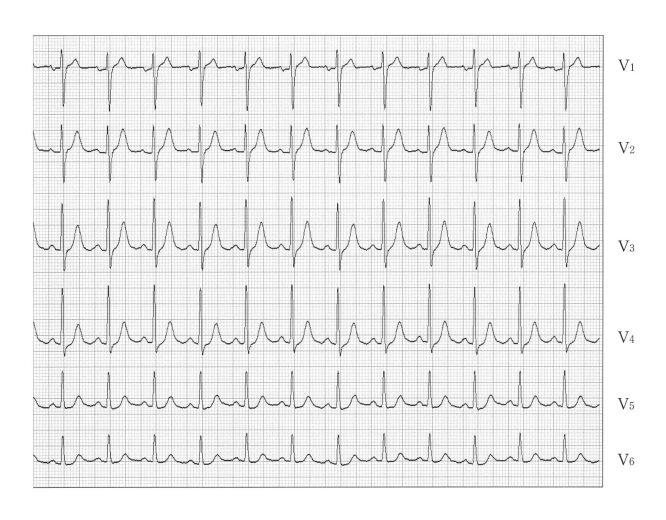

<解　答>
・低酸素血症（肺の機能障害など）
・貧血
・血圧低下（ショック）
・発熱による代謝亢進
・精神的興奮
・運動直後

〔注意事項〕安静臥床時、洞頻脈の心拍数は最大でも150／分です。
　　　　　　それ以上であれば不整脈と思ってください。

心電図3．洞徐脈

洞調律, 心拍数＝42/分

洞徐脈：HR ＜ 60

副交感神経優位時（睡眠中など）

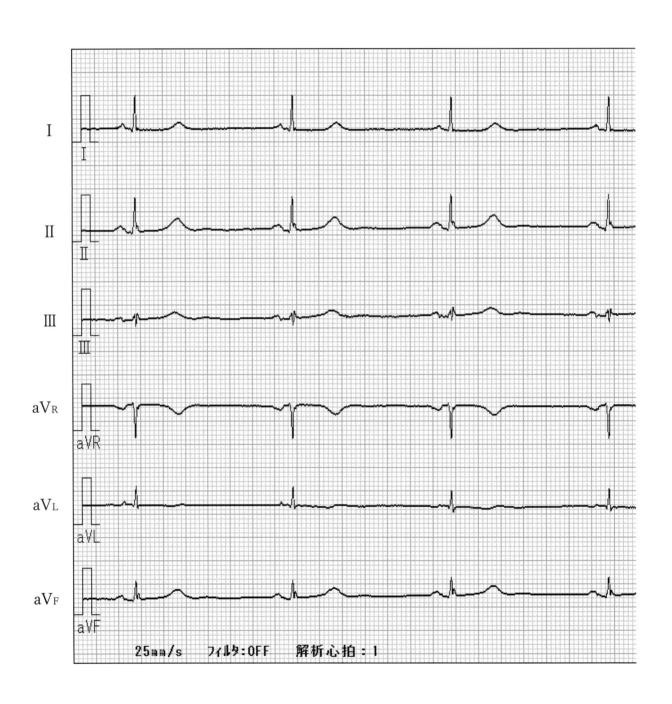

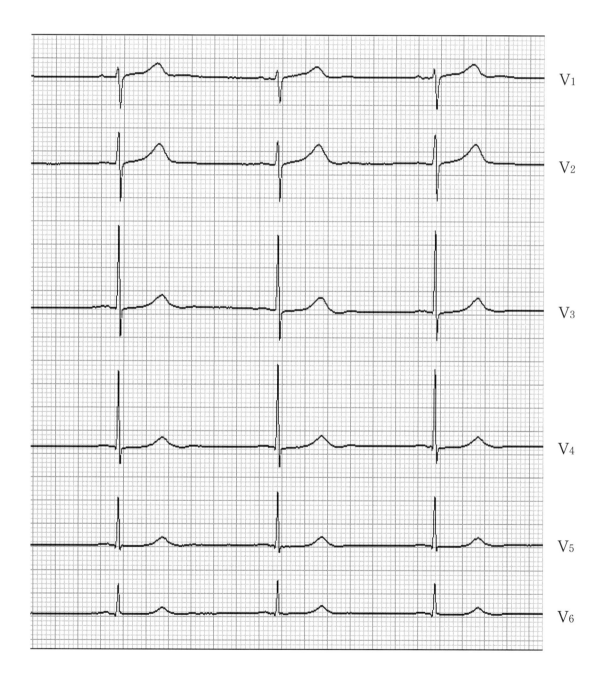

V₁

V₂

V₃

V₄

V₅

V₆

心電図4． Question 2

下記の心電図を診断してみましょう。

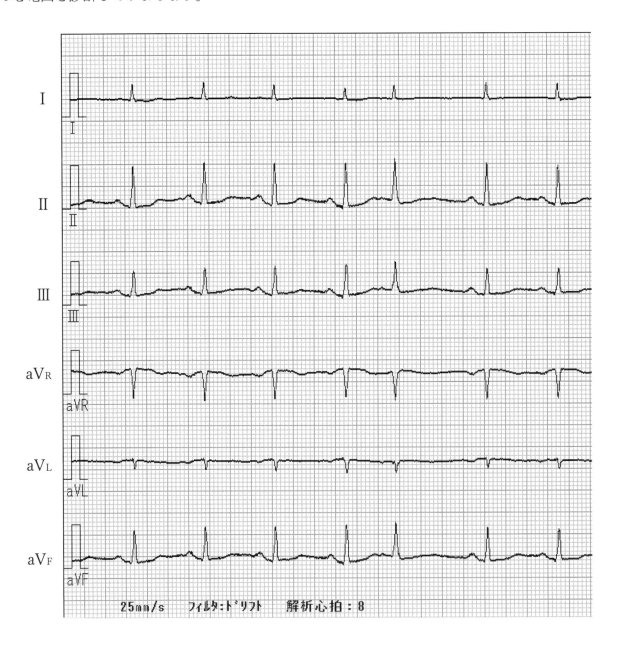

25mm/s　　フィルタ:ドリフト　　解析心拍：8

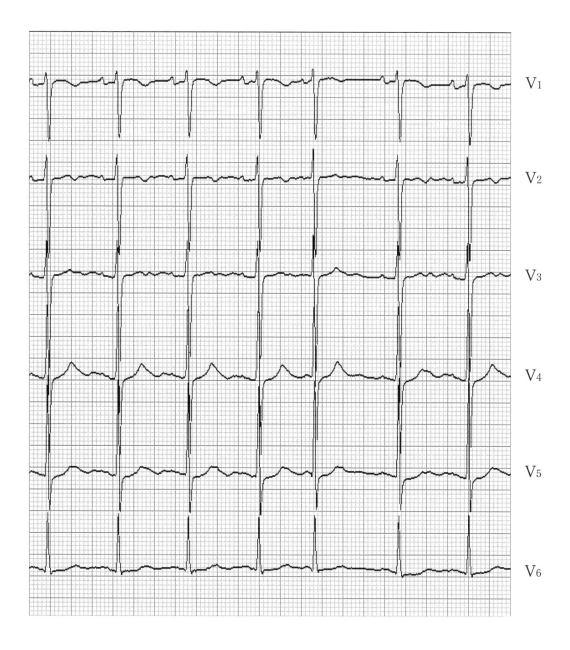

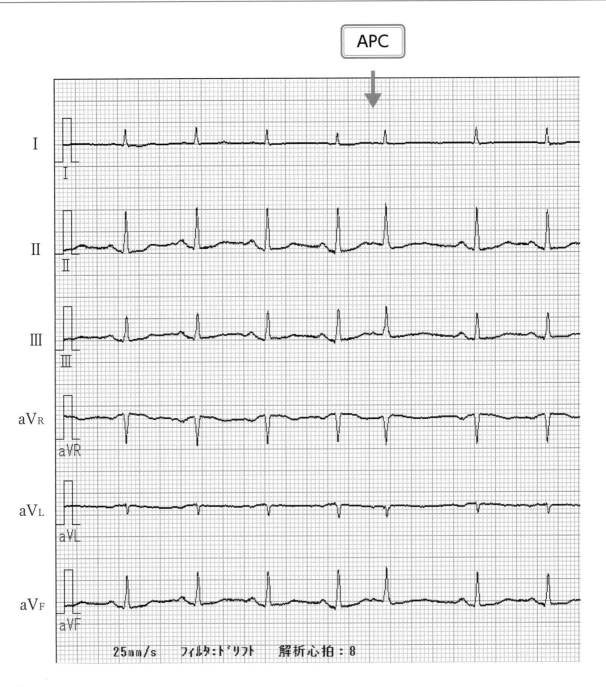

APC

I
II
III
aVR
aVL
aVF

25mm/s　フィルタ:ドリフト　解析心拍:8

ポイント

R−R間隔が不規則になっている場所に気づいてください。

4−5番目が短く、5−6番目が長くなっています。時間的に最初に乱れるのは4−5番目が短い、すなわち5番目が早く出現することです。早い＝期外収縮です。

1−2，2−3，3−4，6−7番目の間隔が正常であるという判断が前提です。

P波を追います。P波が見えやすい II，III，aVF，V1，V2 で見ましょう。

5番目のQRSの前にも存在しています。正常の洞調律P波と少し違った形です。5番目のP波が早く出るのが悪いのです。P波が存在するので**上室性期外収縮（APC）**といいます。

上室性（心房性）期外収縮（APC）

APC

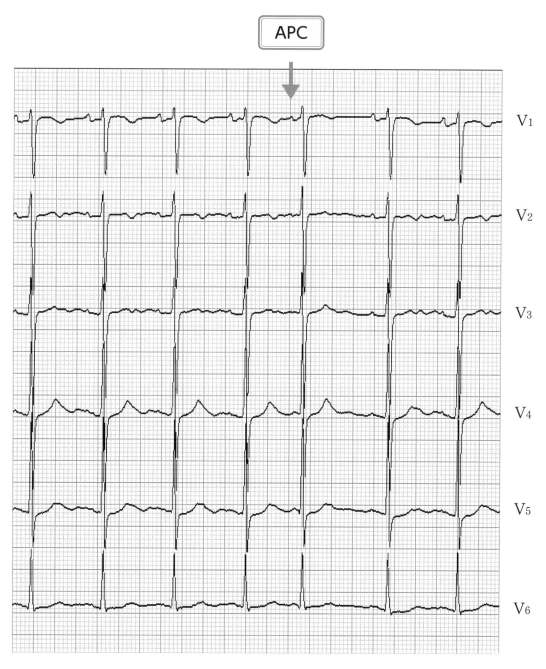

V₁

V₂

V₃

V₄

V₅

V₆

上室性期外収縮が発生するしくみ ［模式図］

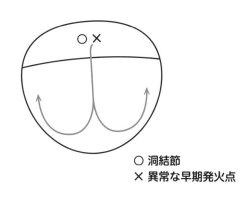

○ 洞結節
× 異常な早期発火点

次の洞結節興奮より早期に近傍の異常発火点が
興奮し、正常の刺激伝導系を乗っ取ります。
このとき洞結節は休止しています。心室の興奮は
正常に起こり、正常のQRS波が形成されます。
上室性期外収縮のほとんどは心房性期外収縮です。

下記の心電図を診断してみましょう。

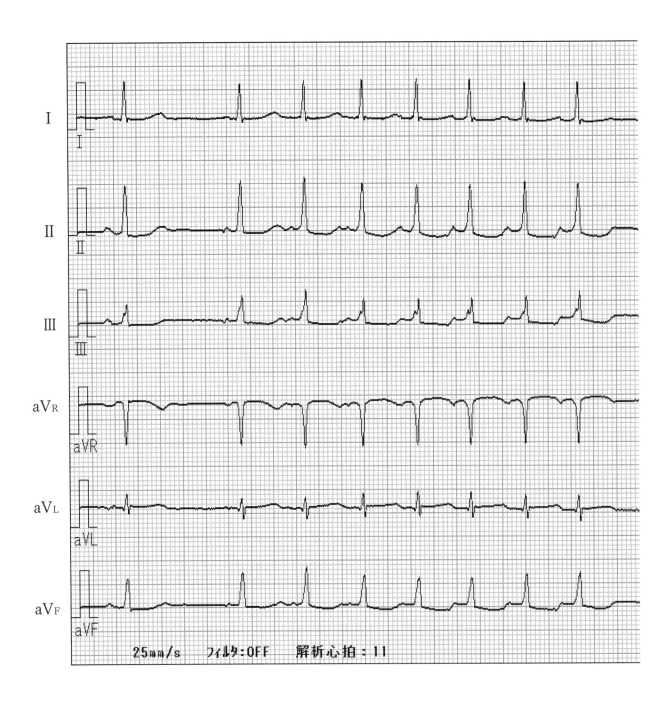

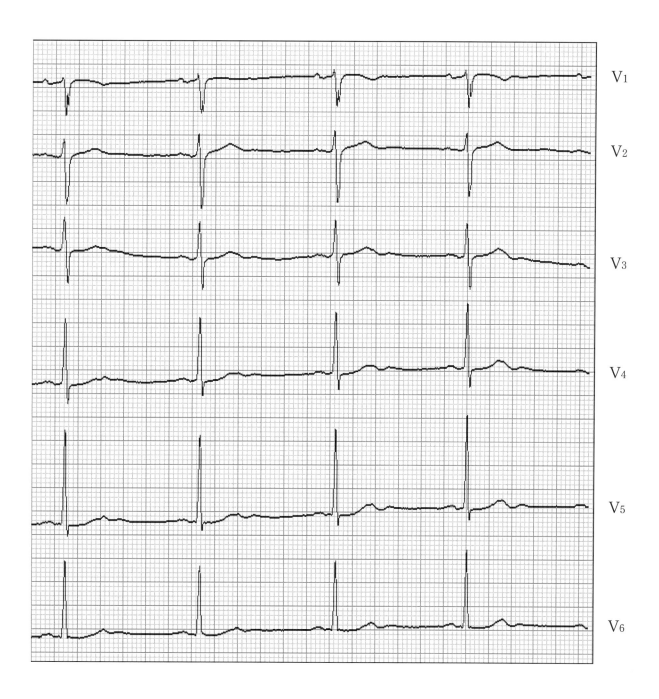

V₁

V₂

V₃

V₄

V₅

V₆

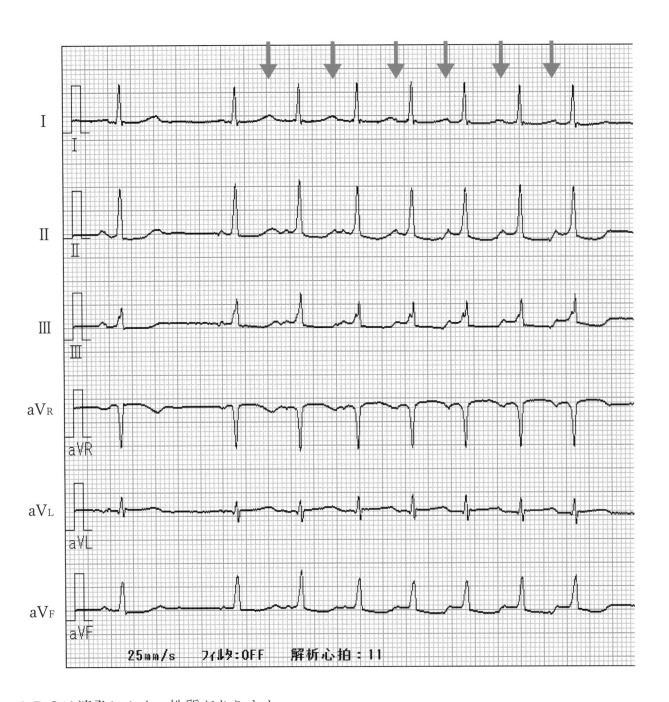

25mm/s　フィルタ:OFF　解析心拍:11

ＡＰＣは連発しやすい性質があります。

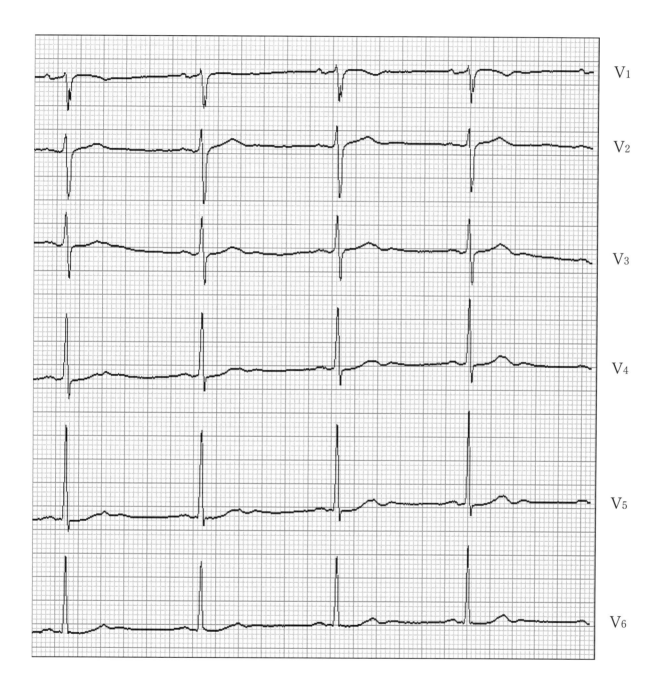

心電図6．Question 4

下記の心電図を診断してみましょう。

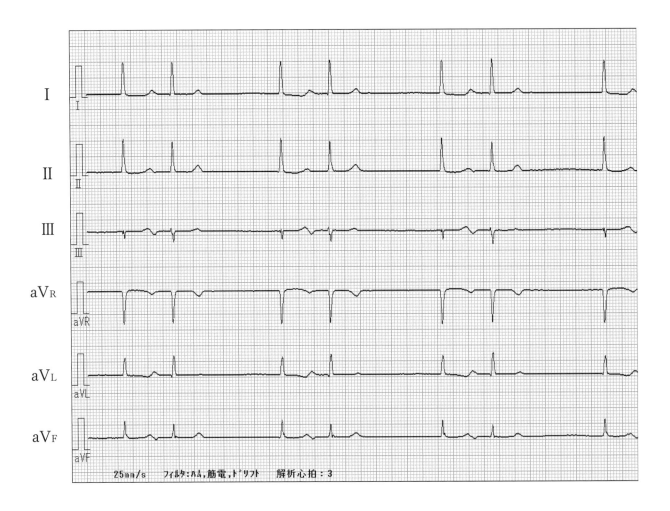

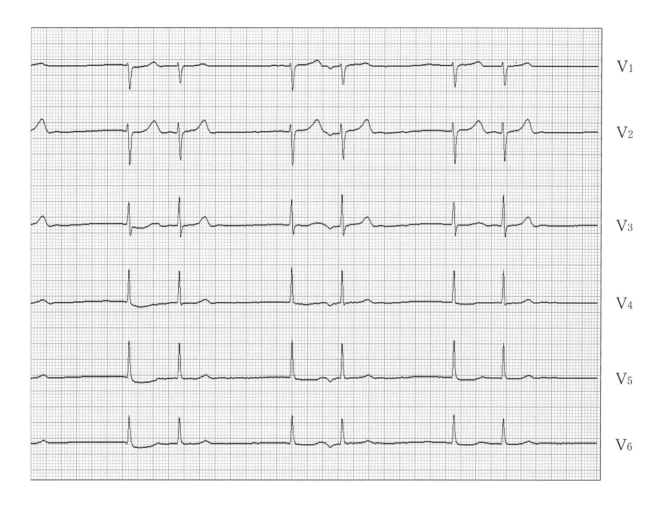

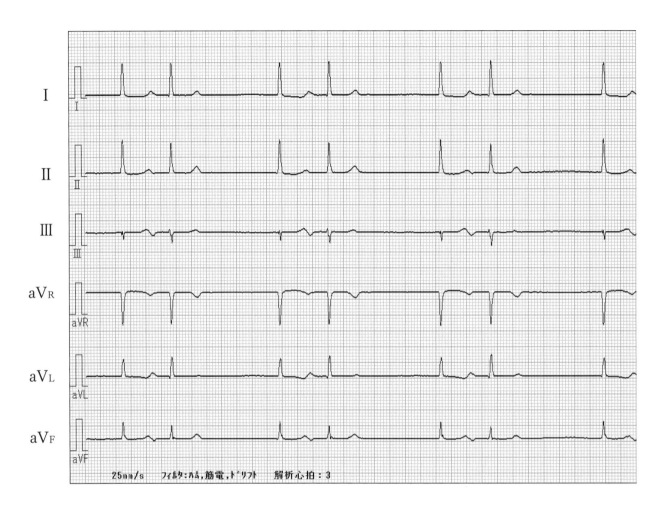

25mm/s　　フィルタ:ハム,筋電,ドリフト　　解析心拍:3

洞調律と心房性期外収縮の1：1交互出現（2段脈）

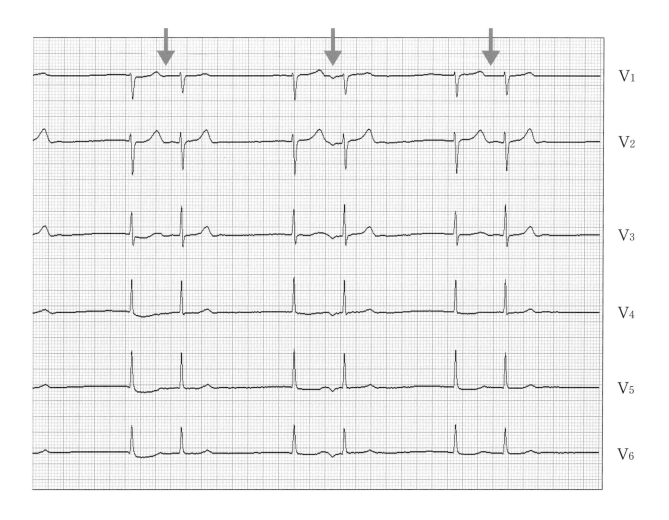

下記の心電図を診断してみましょう。

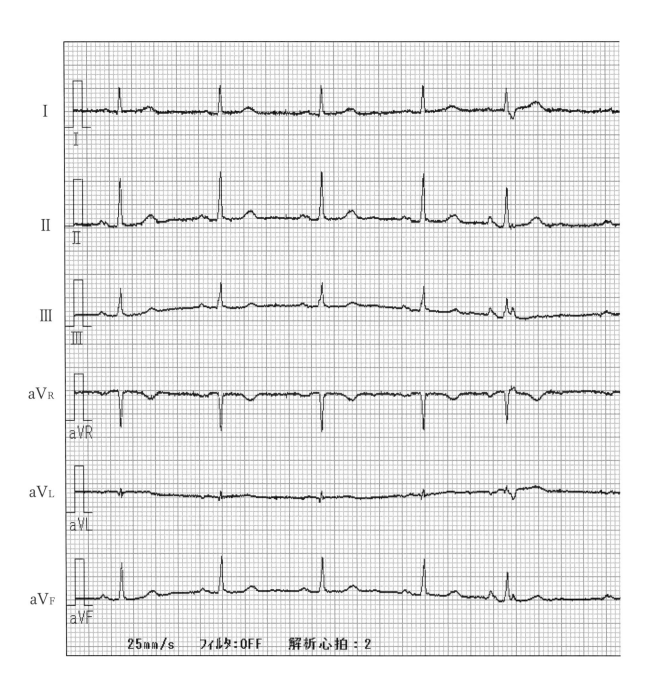

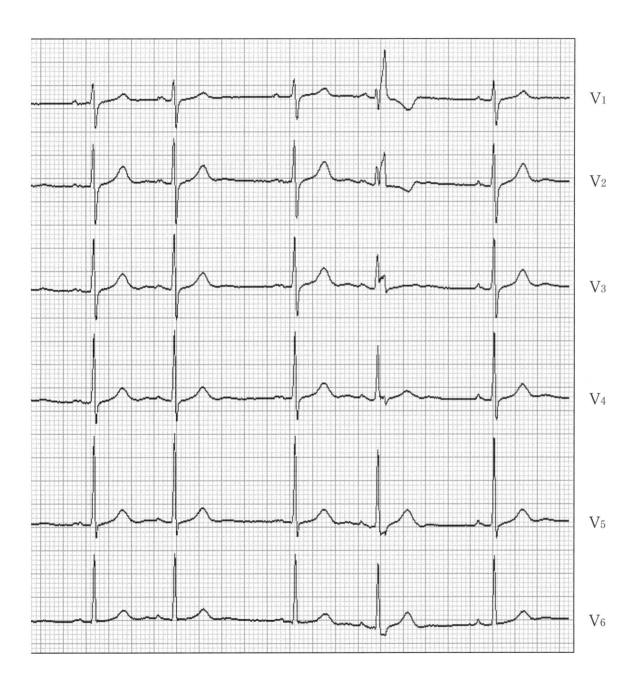

V1

V2

V3

V4

V5

V6

APCのP波

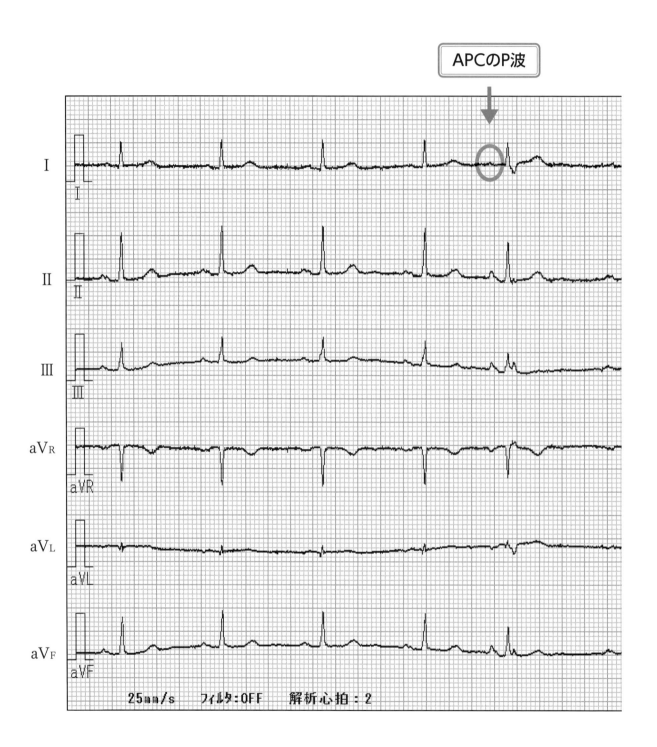

変行伝導心房性期外収縮

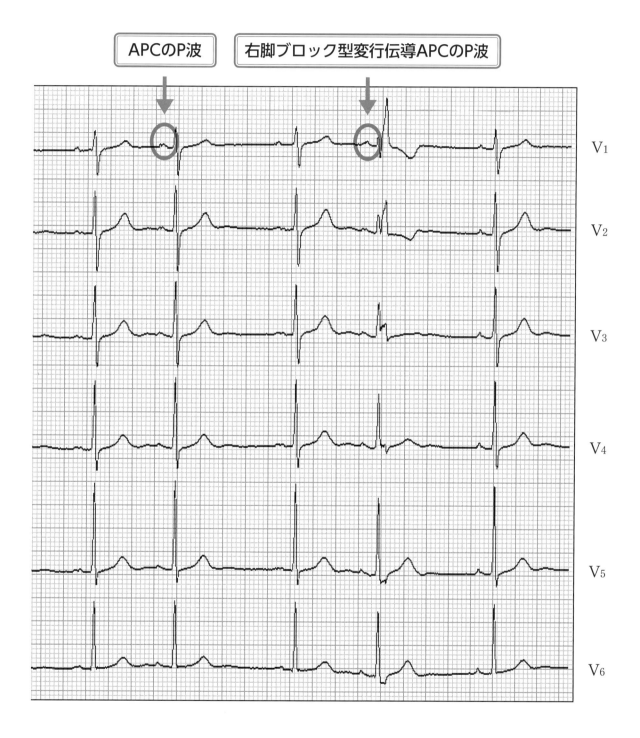

ＡＰＣが出たとき心室内伝導が一時的に右脚ブロック型に変化しています。
ＱＲＳが幅広く一見ＶＰＣのようですが、Ｐ波が先行しているのでＡＰＣです。

下記の心電図を診断してみましょう。

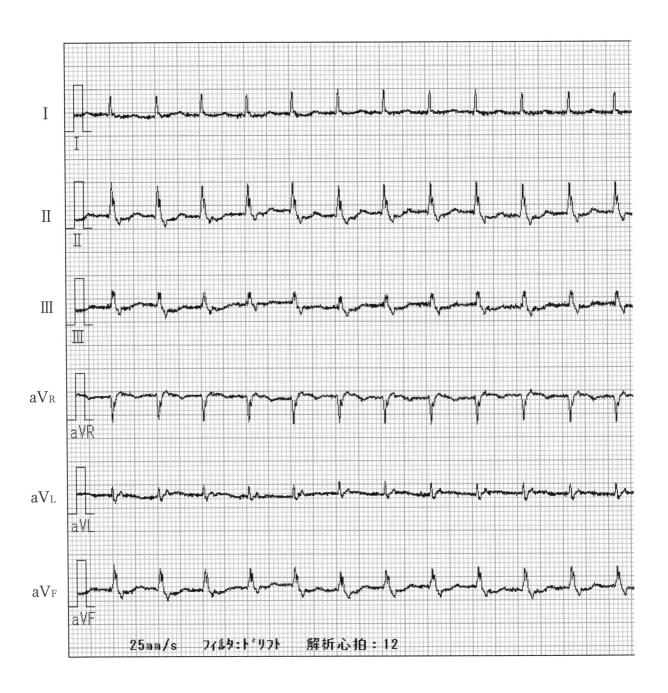

25mm/s　フィルタ:ドリフト　解析心拍:12

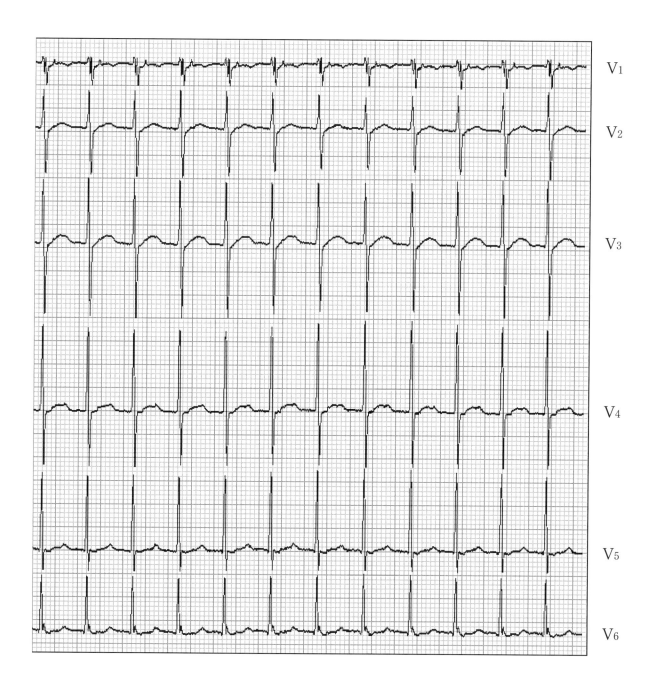

V1

V2

V3

V4

V5

V6

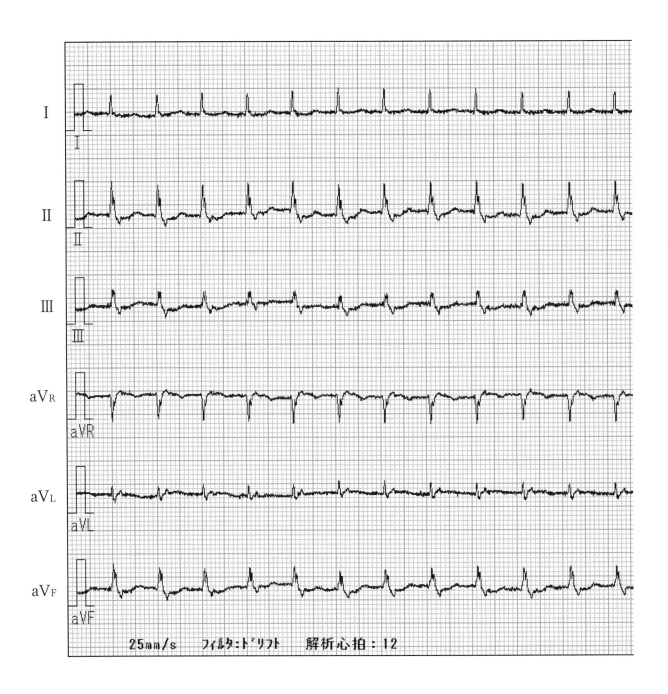

25mm/s　フィルタ:ドリフト　解析心拍：12

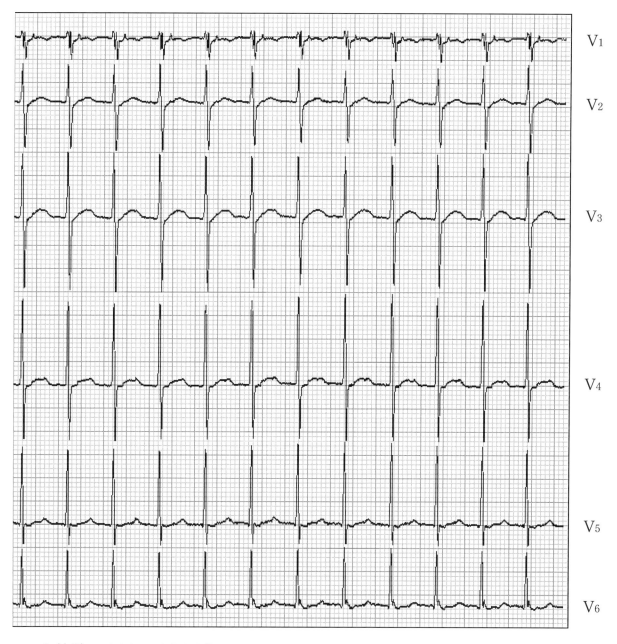

心拍数＝１４０－２２０/分

Ｒ－Ｒ間隔は整

ＱＲＳ群間にある波は、Ｐ波かＴ波か判断不能です。

突然出現して、明確な動悸を自覚します。

各心拍の拡張期が短いことで左室充満が不十分となり、心拍出量が減少し血圧が２０－３０mmHg低下します。

心電図9. 洞調律からAPCが散発し出し 連発してそのままPSVTへ移行

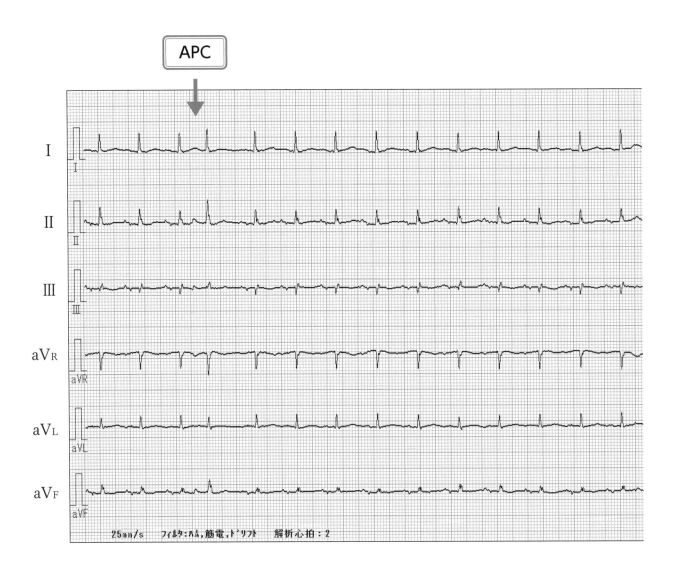

APC

PSVT

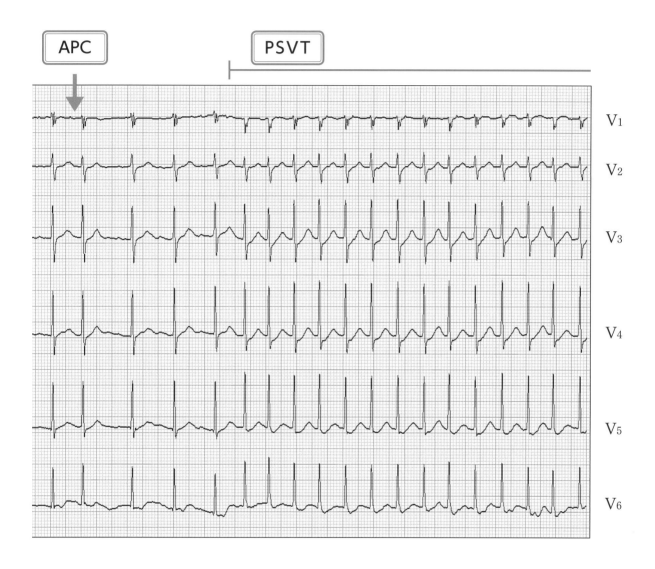

V1

V2

V3

V4

V5

V6

心電図 10. PSVTから洞調律に復帰（7行目） しかしその後もAPC散発

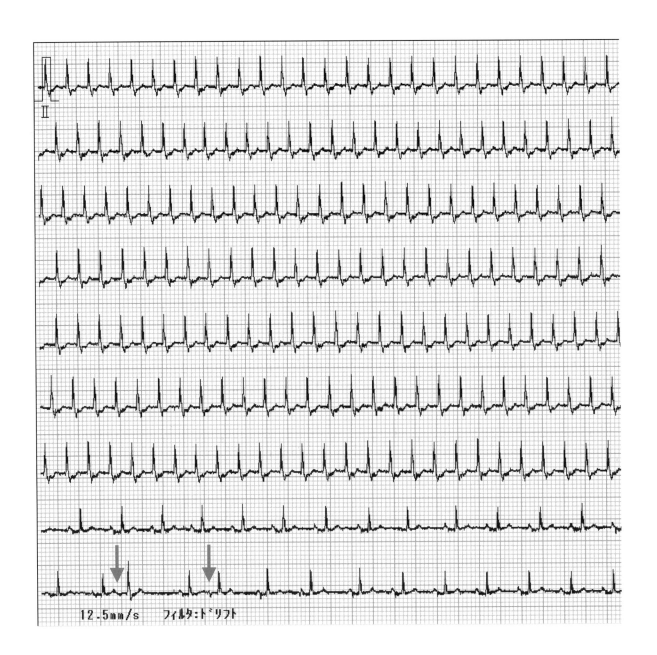

12.5mm/s　フィルタ:ドリフト

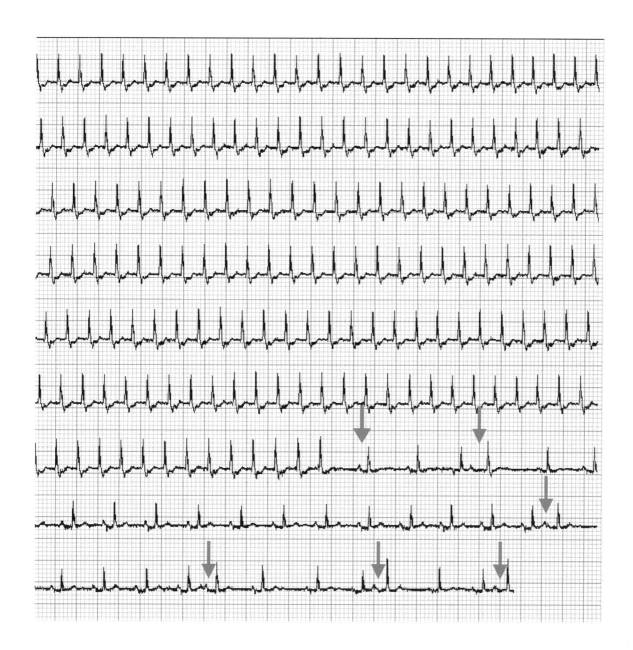

突然洞調律に復帰します。⬇しかし、ＡＰＣが散発しています。⬇
治療は、ＷＰＷ症候群が疑われないときにはＡＴＰ、ベラパミルなどの抗不整脈薬を
投与します。

下記の心電図を診断してみましょう。

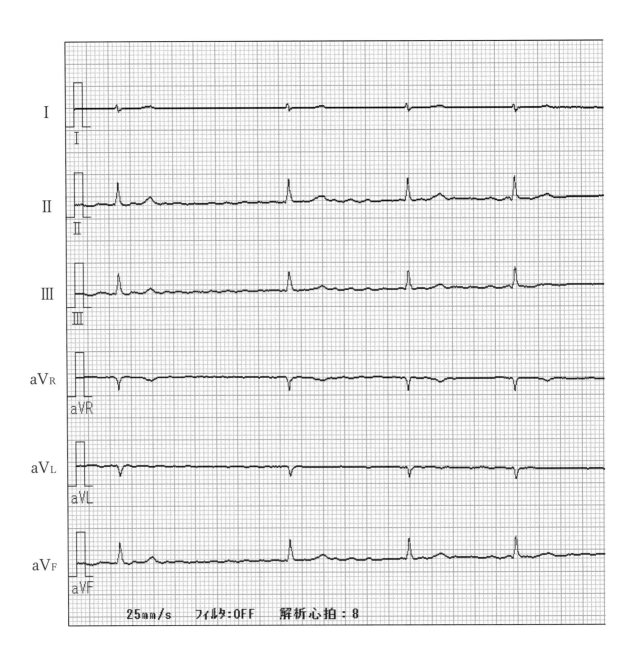

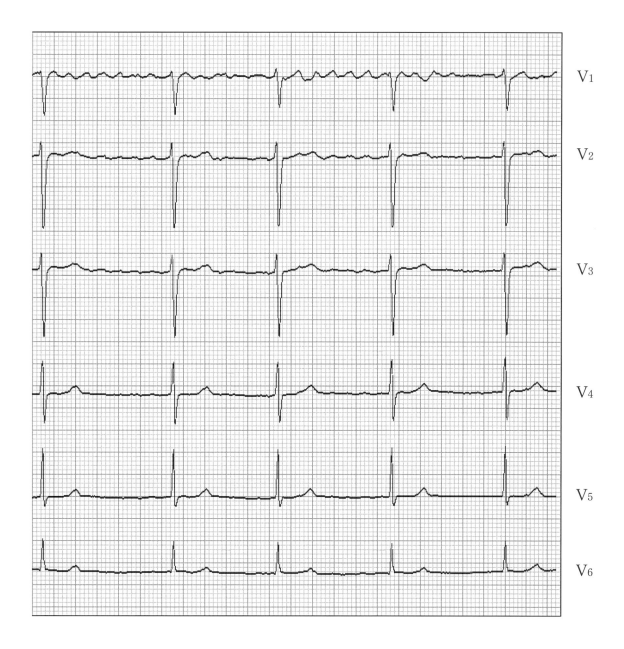

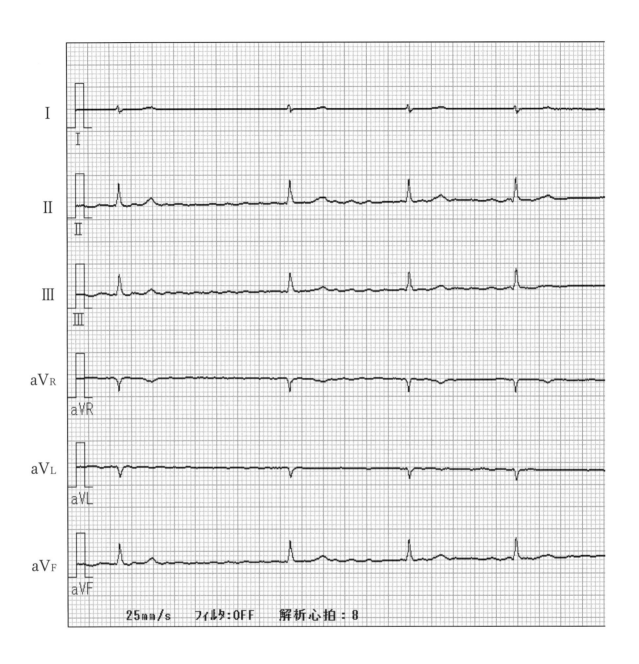

R－R間隔が絶対的不整、洞調律のP波はありません。その代わり3－5mm周期を
持つほぼ等間隔の基線の揺れ ↓（f波：Ⅱ,Ⅲ, aVF, V₁, V₂で見えやすい）があります。
周波数は $\frac{60}{0.04 \times 3}$ ～ $\frac{60}{0.04 \times 5}$ ＝300～500/分：洞調律をはるかに超えます。
これを**細動波（f波）**と呼びます。症例によってはf波の周期や振幅が変動するものも
あります。

心房細動（徐脈性）

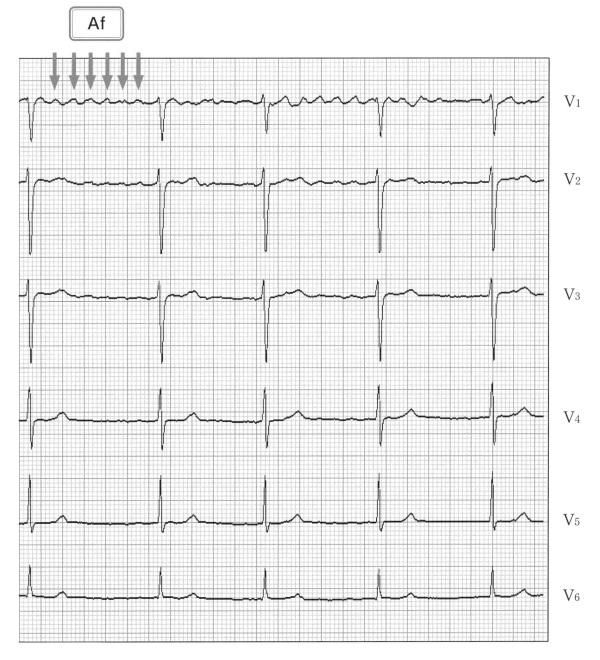

Af

V₁

V₂

V₃

V₄

V₅

V₆

心房細動（Af）が発生するしくみ　[模式図]

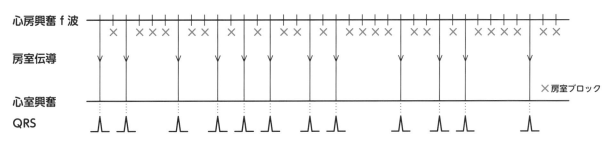

心房興奮 f 波	
房室伝導	
心室興奮	
QRS	

×房室ブロック

心房の興奮はすべては心室に伝導されません。房室ブロックがかかります。
ブロックされないもののみ伝導し、心室興奮ＱＲＳ波が形成されます。

心電図 12. 心房細動（頻脈性）

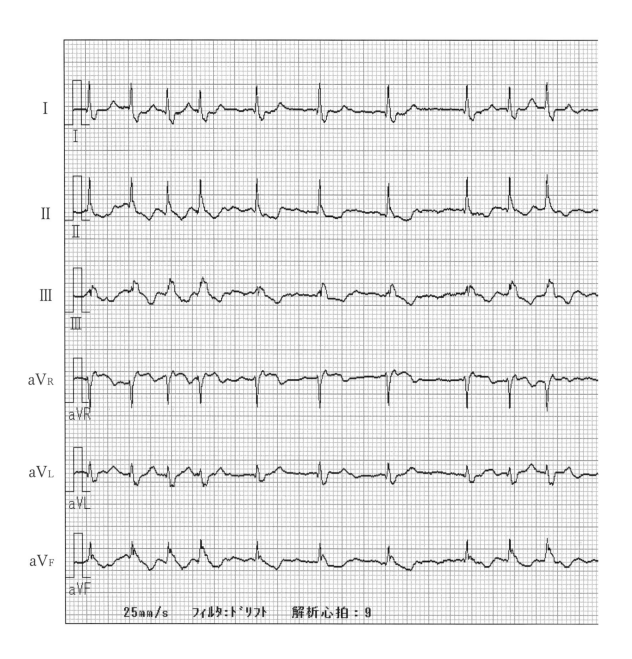

25mm/s　フィルタ:ドリフト　解析心拍：9

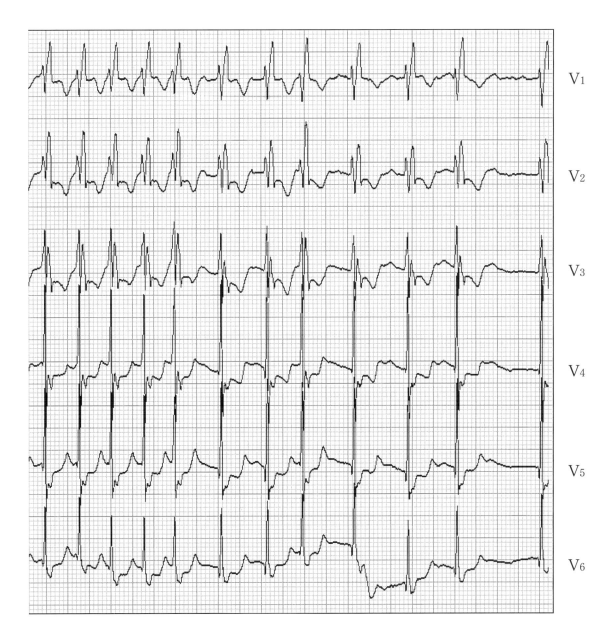

V₁

V₂

V₃

V₄

V₅

V₆

心房細動が発生したばかりのときは頻拍となります。

房室ブロックがかかりにくいと房室伝導が良好になってＱＲＳ波が多く発生し頻拍になっているのです。そのときｆ波はＱＲＳ波によりかき消されて判別しにくくなります。

心房細動では心房の生理的収縮は起こらないので、拡張期の心室充満が減少する結果、次の心室収縮による一回拍出量が減少し発生する血圧は低下します。その結果、脈として触れにくくなります。つまり、心房細動のときは必ず 心拍数＞脈拍数です。

心房細動が頻拍になるほど、拡張期が短くなり心室の充満が不足し次の一回拍出量がさらに減少します。そして心拍数と脈拍数の差はさらに大きくなります。

診療中に看護師から患者の身体情報を得たとき、心拍数（ＨＲ）か脈拍数（ＰＲ）かを常に区別する必要があります。

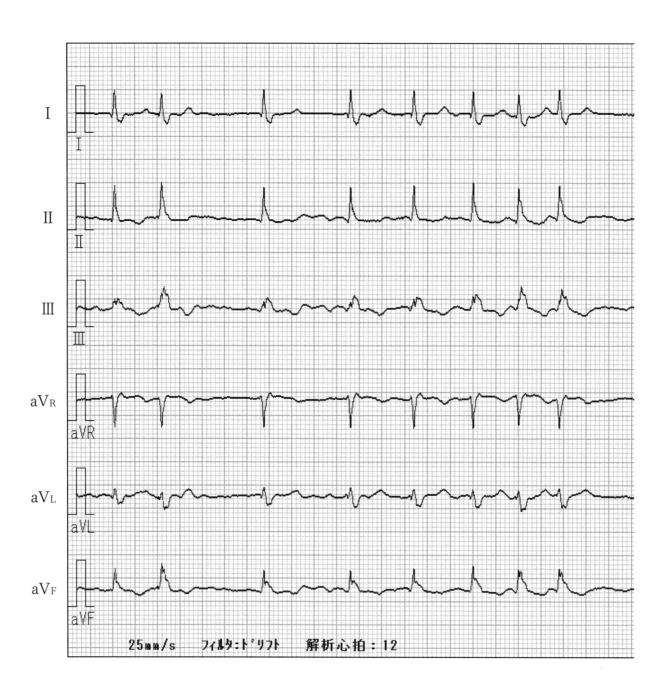

I

II

III

aVR

aVL

aVF

25mm/s　　フィルタ:ドリフト　　解析心拍：12

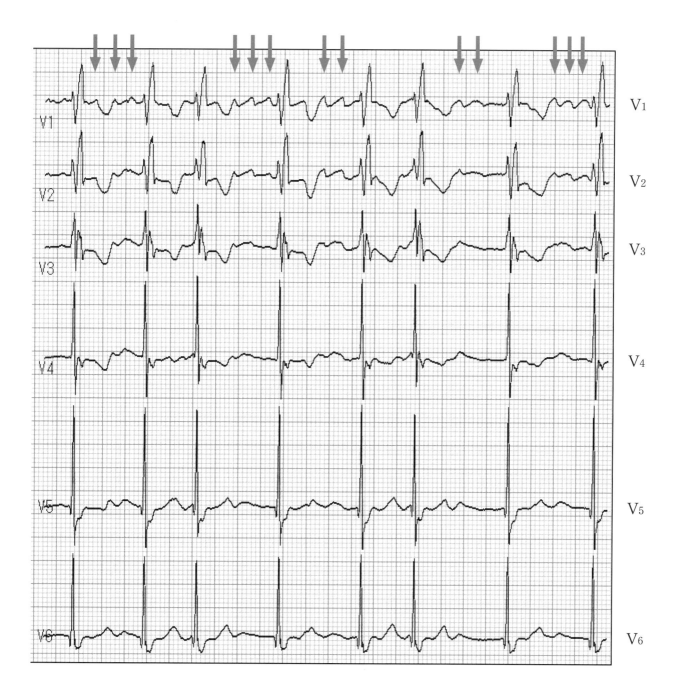

時間が経つと徐々に心拍数が減少してきてR－R間隔が空いたところにf波を確認
できるようになります。

心電図 14. 心房細動（徐脈性）

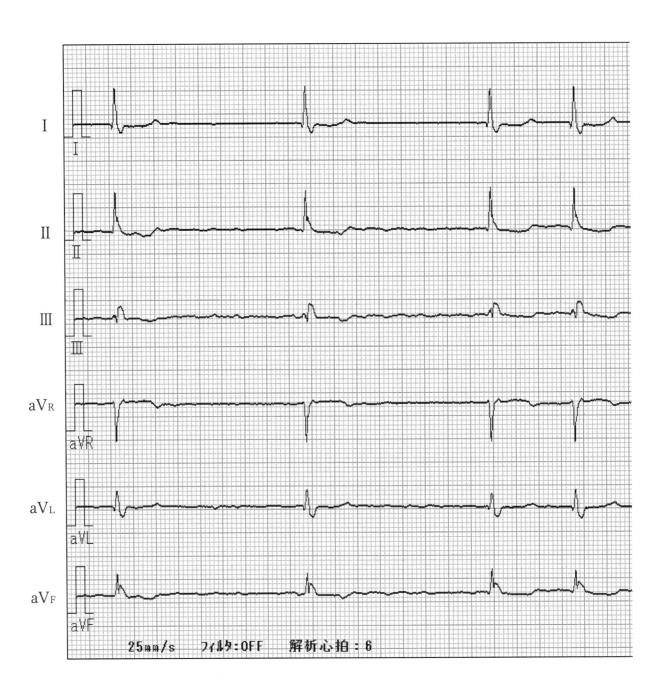

25mm/s　　フィルタ:OFF　　解析心拍:6

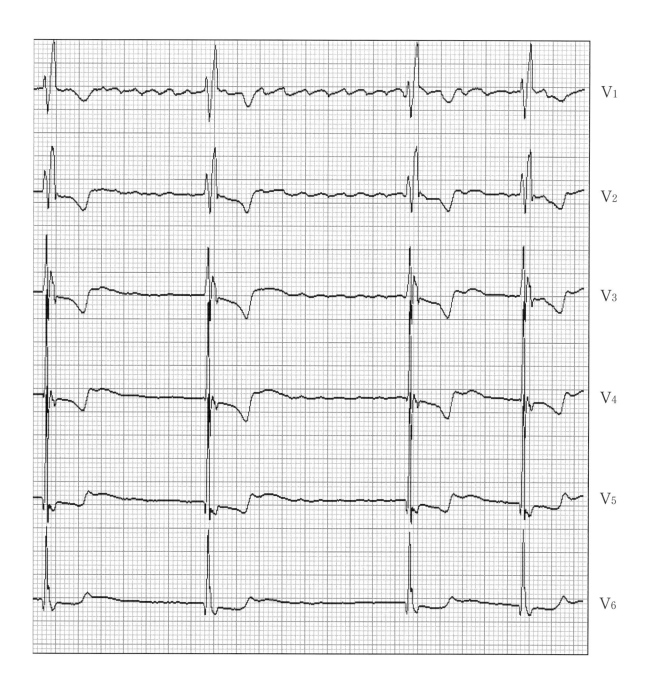

βブロッカー、ベラパミル、ジギタリスにより房室ブロックをかけて徐脈化できます。
しかし、効きすぎると極端な徐脈性心房細動となってしまいます。

参考：心房粗動について

心房細動とは違う機序で発生します。表現形は f 波より周波数が少なく
（220−300/分）振幅も大きくなります。R−R間隔は整です。

心電図 15．心房細動（頻脈性）

時間帯 1

誘導 1

誘導 2

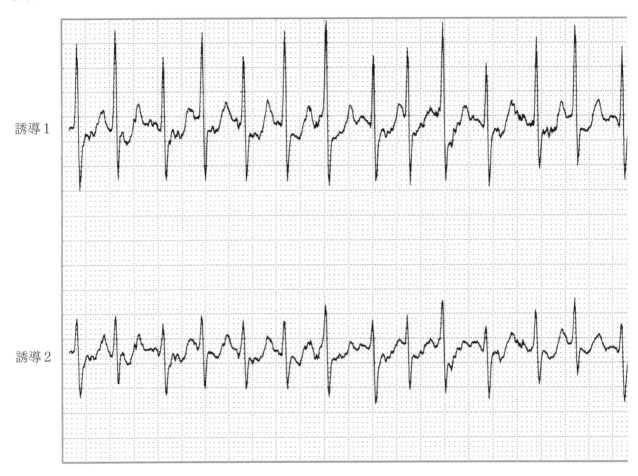

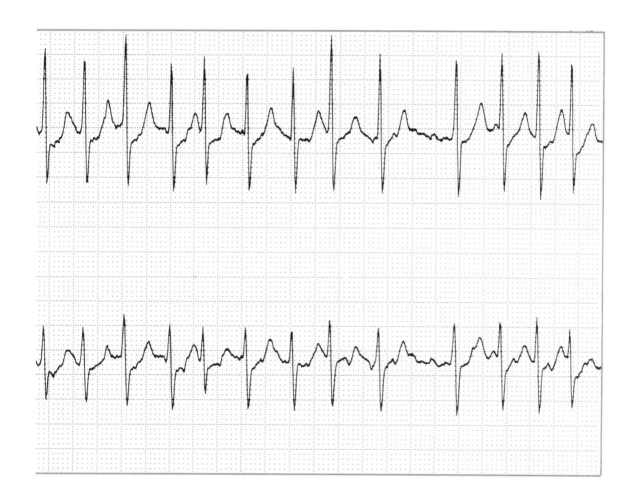

これはある患者の２４時間ホルター心電図の記録です。

Ｒ－Ｒ間隔が整のように見えますが、精密に見ますと間隔は不整です。

この時点で心房細動を疑うことが重要です。

心電図 16. 心房細動（頻脈性）

時間帯 2

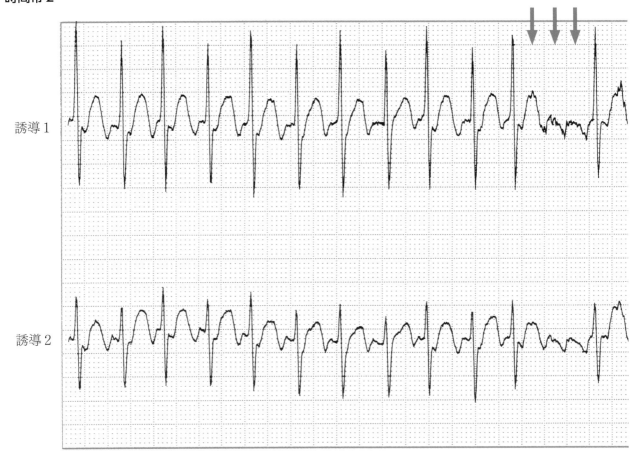

誘導 1

誘導 2

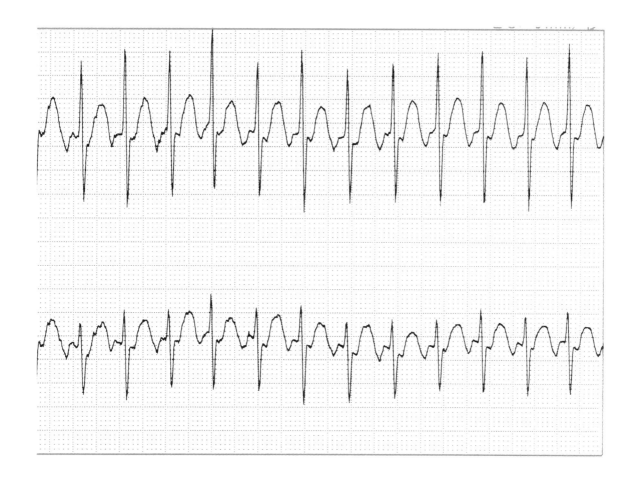

同じ患者の別の時間帯ではR－R間隔が開いたときに、⬇⬇⬇のように周期4㎜（0.16秒）をもつ等間隔の細動波が見えてきます。心房細動であることが明確になります。

これは心房細動でしょうか？

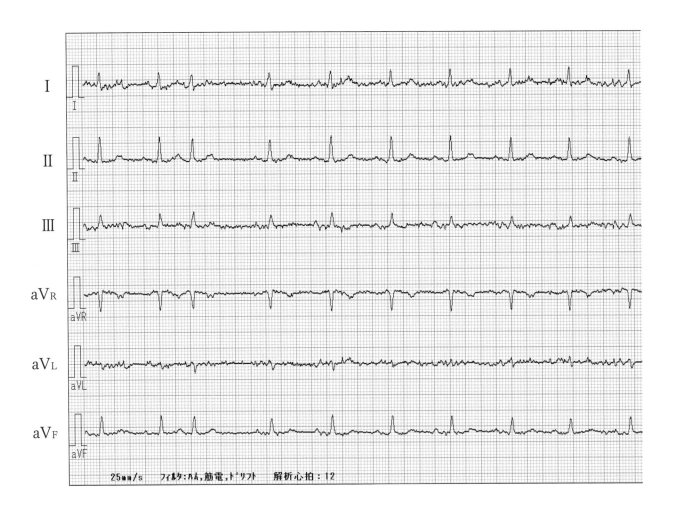

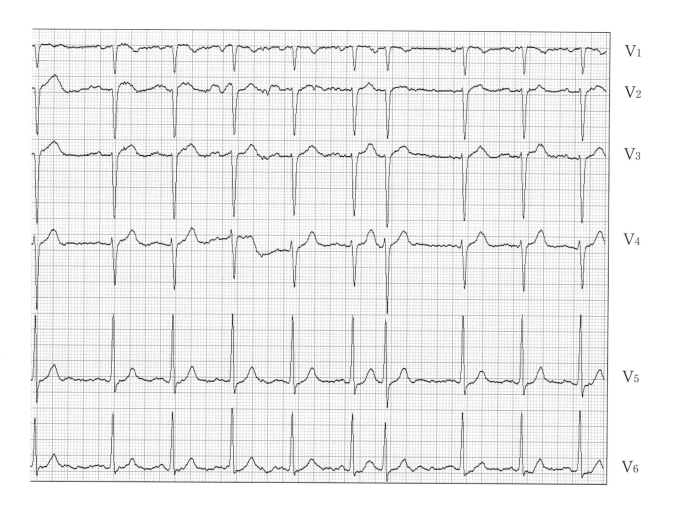

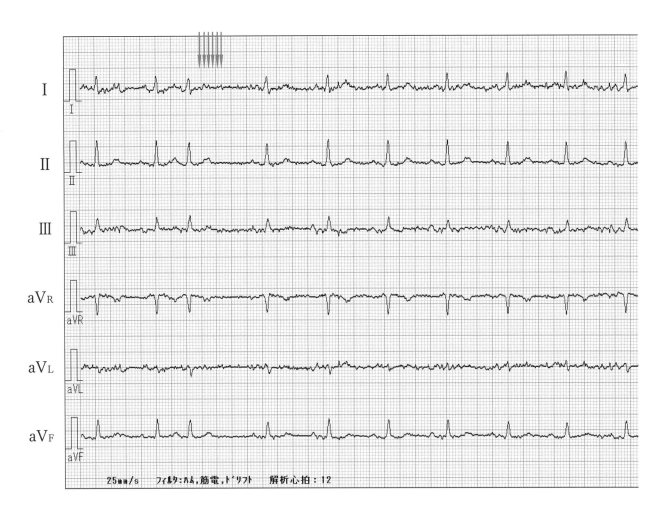

25mm/s　フィルタ:ハム,筋電,ドリフト　解析心拍:12

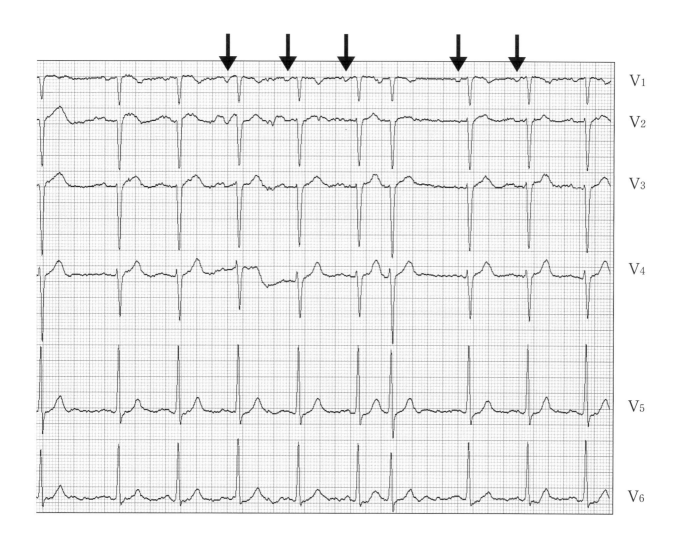

↓ 1 mmにも満たない周期の振れ：ぎざぎざ
これは筋電図です。
心電計の自動判定では間違って心房細動と記載されていることも多いです。

↓ 洞調律のP波は確かに存在しています。

心電図 18. Question 9

下記の心電図を診断してみましょう。

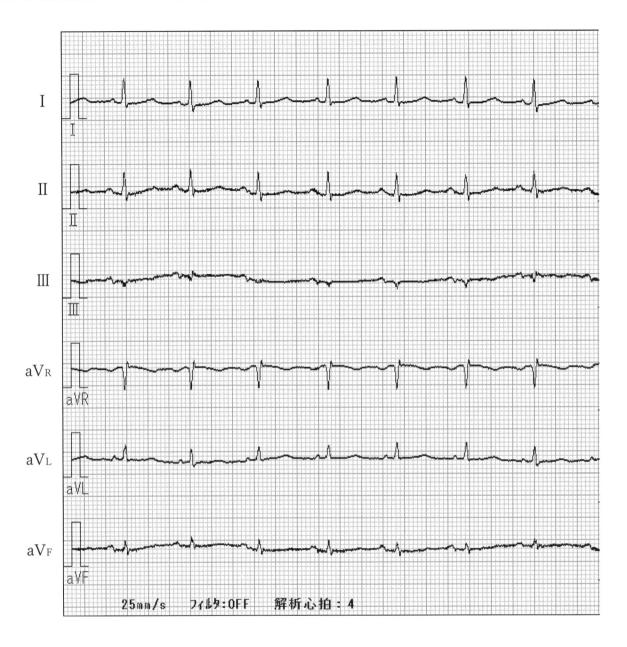

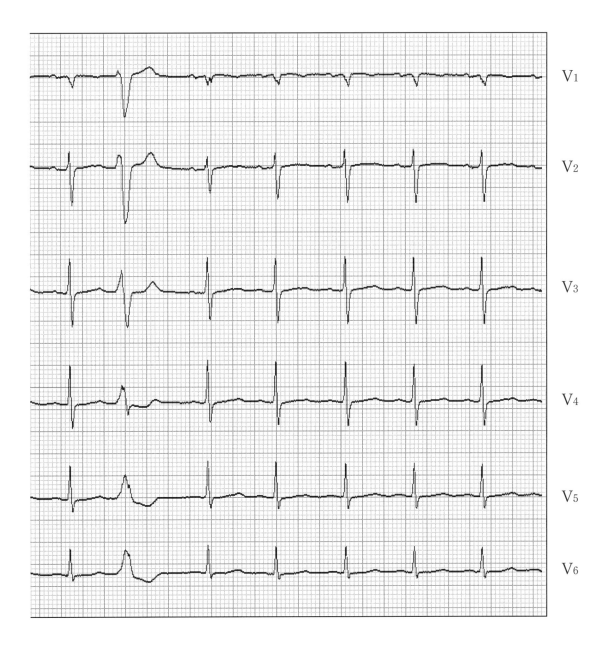

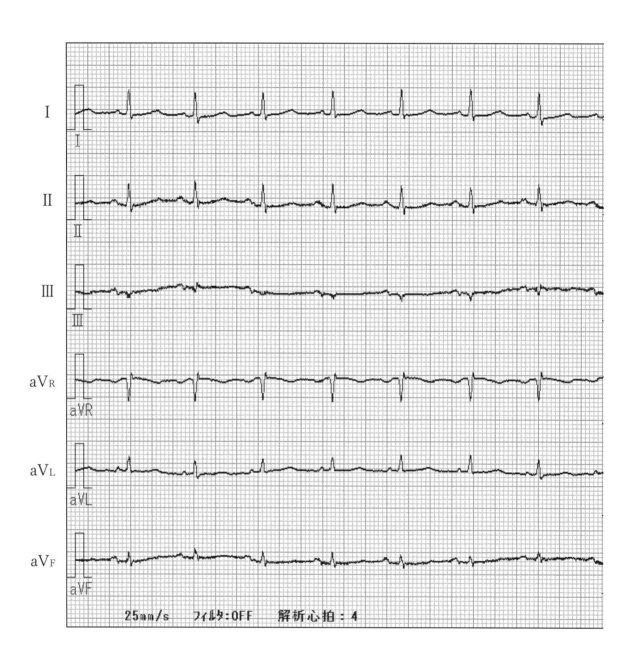

早期出現、Ｐ波先行せず、ＱＲＳ波は幅広いです。
これを心室性期外収縮（ＶＰＣ）といいます。

心室性期外収縮（VPC）

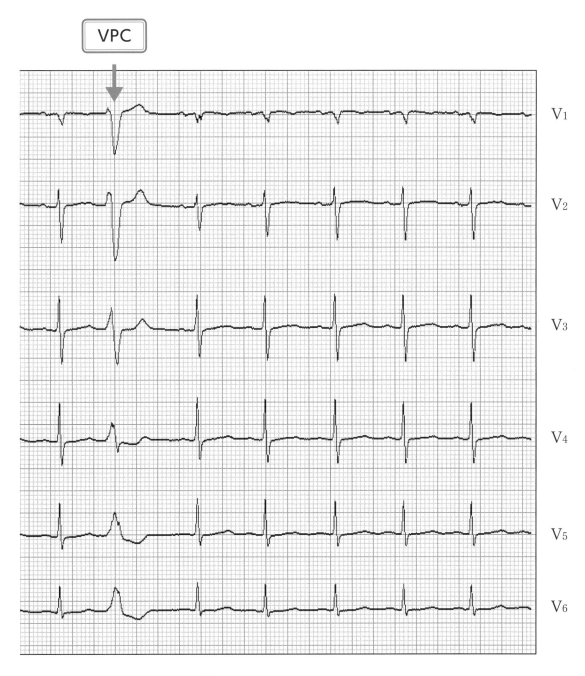

VPC

V₁
V₂
V₃
V₄
V₅
V₆

心室性期外収縮 ［模式図］

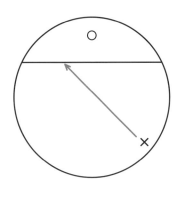

次の心室興奮より早期に心室にある異常発火点Ｘが興奮し、心室を異常な興奮に巻き込みます。この興奮の伝導は正常伝導系を通らず、異常な経路で遅いスピードで心室全体に伝わります。形成されるＱＲＳ波は幅が広く、異常な形になります。ＳＴ－Ｔ部分も異常になります。

心室性期外収縮により心室の収縮は起こりますが、拡張期が十分とれていないことと、収縮自体がいびつであることで一回拍出量が十分出ません。

心電図 19. Question 10

下記の心電図を診断してみましょう。

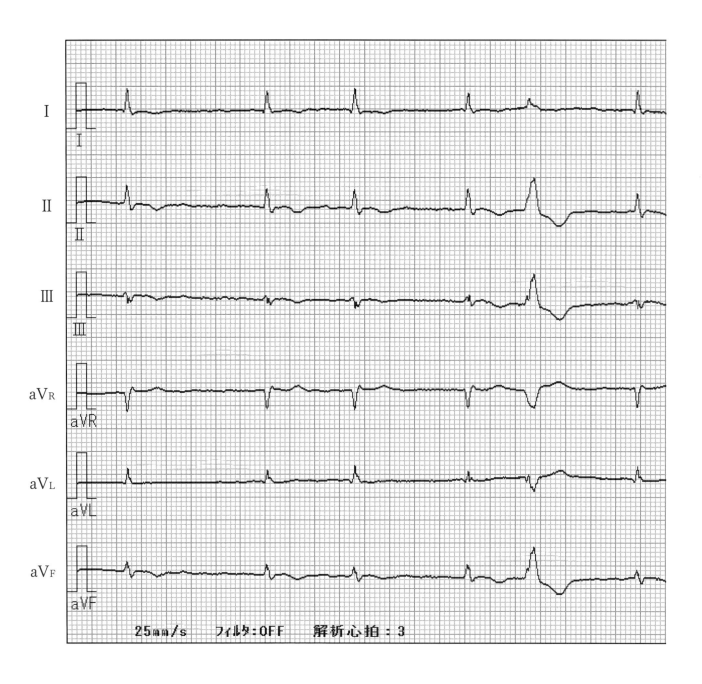

25mm/s　フィルタ:OFF　解析心拍:3

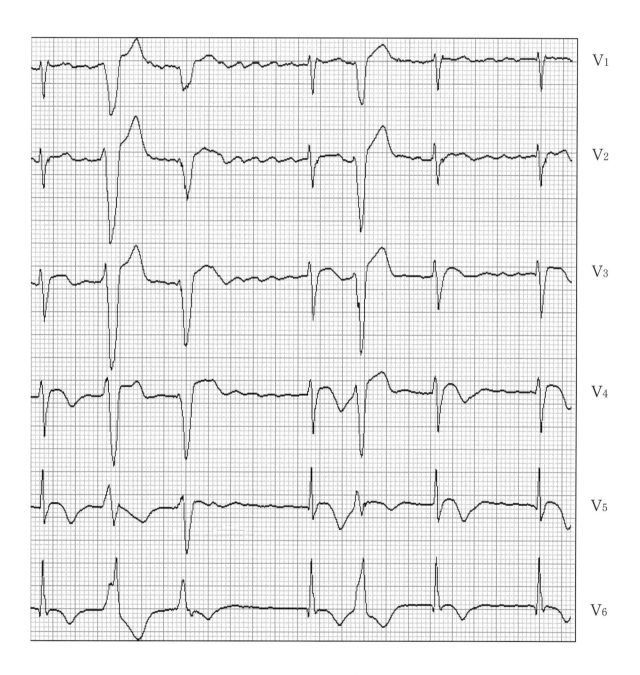

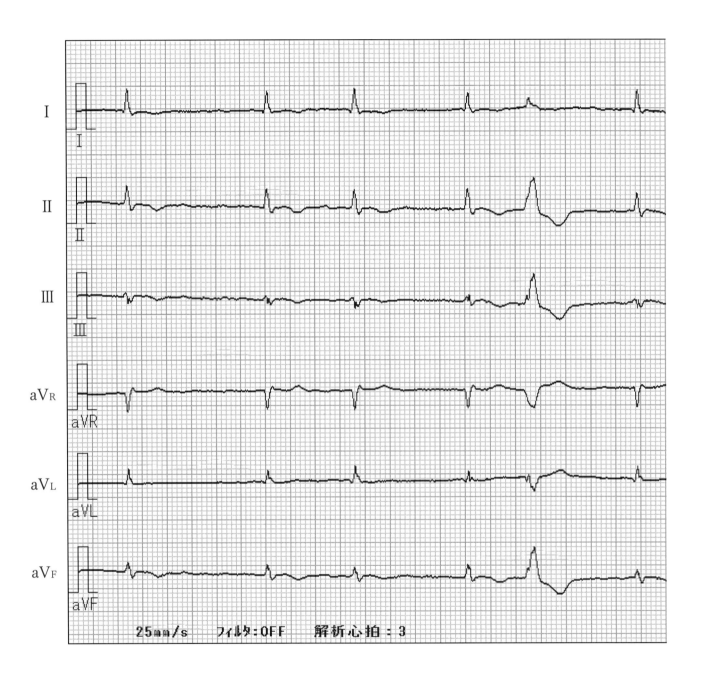

25mm/s   フィルタ:OFF   解析心拍：3

基本調律は心房細動でも心室性期外収縮は発生しえます

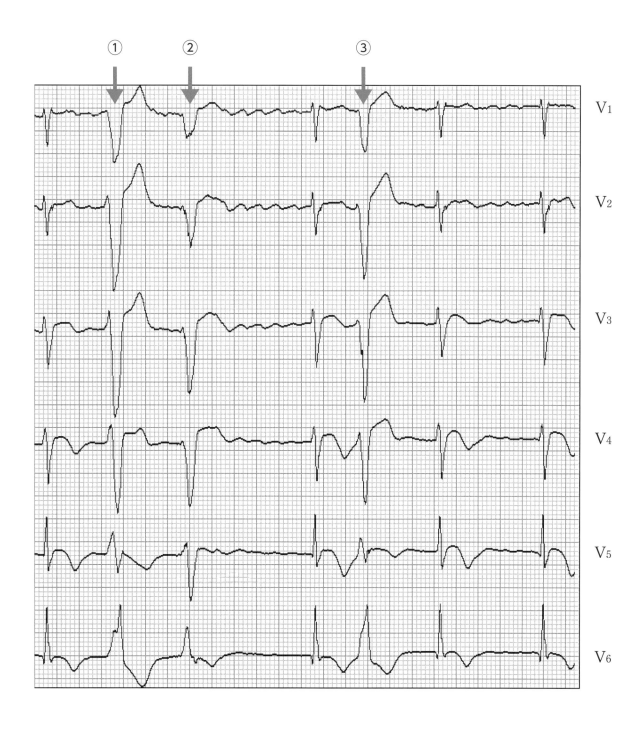

まず、心房細動です。

ＶＰＣ①③とＶＰＣ②は形が違います。

起源が違うからです。多源性心室性期外収縮です。

下記の心電図を診断してみましょう。

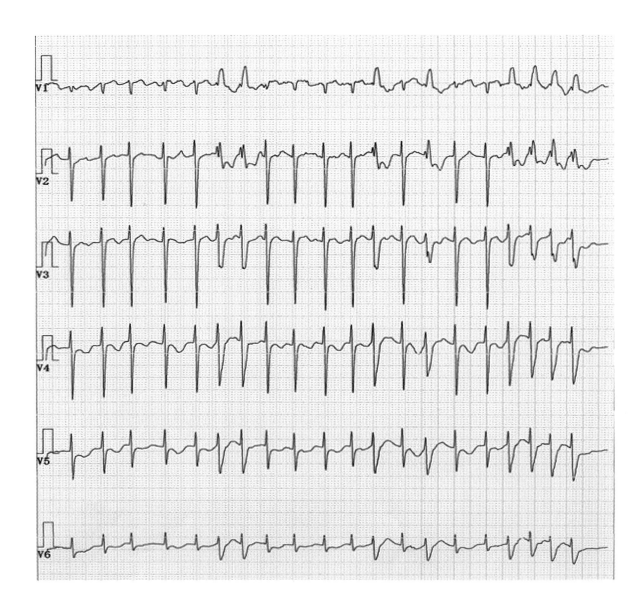

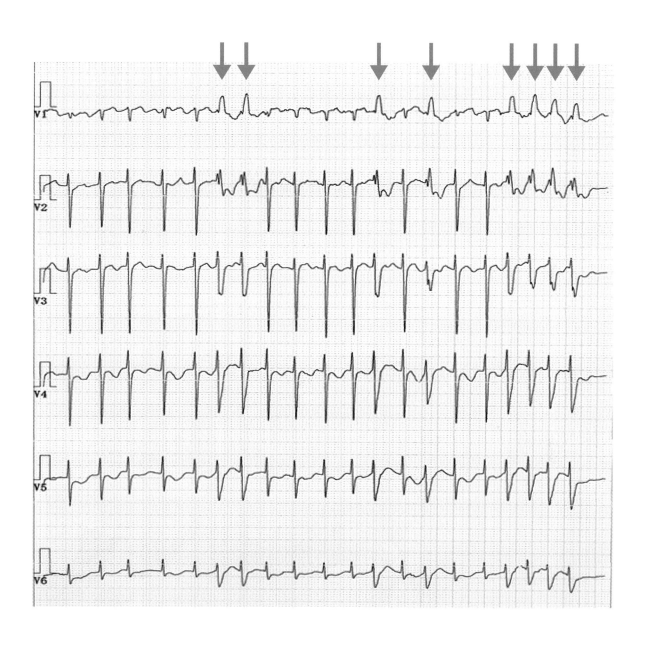

基本調律は心房細動

↓VPC：2連発、4連発

心電図 21. Question 12 モニター心電図記録

下記の心電図を診断してみましょう。

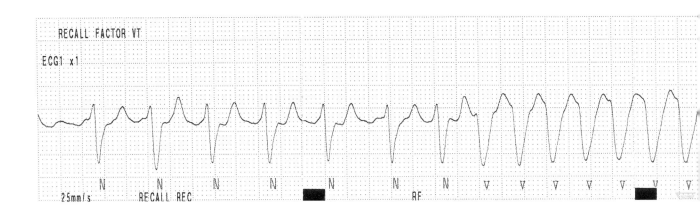

心電図 22. Question 13 モニター心電図記録

下記の心電図を診断してみましょう。

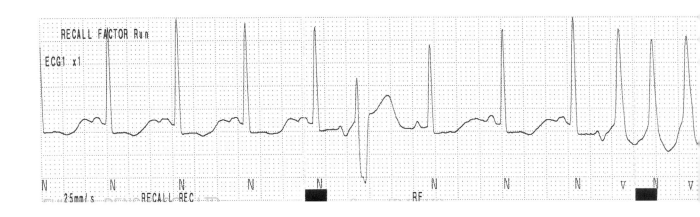

ECG1 x1

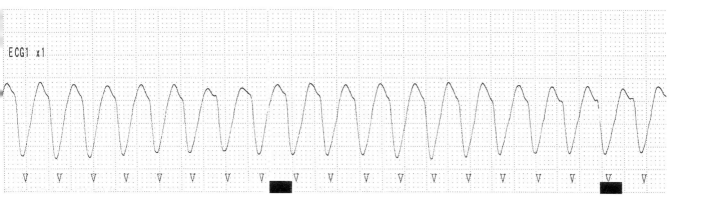

ECG1 x1

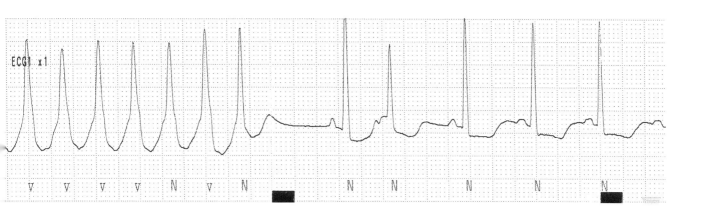

心電図 21.　Answer 12

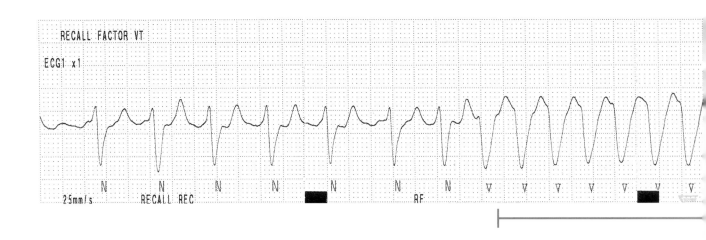

心電図 22.　Answer 13

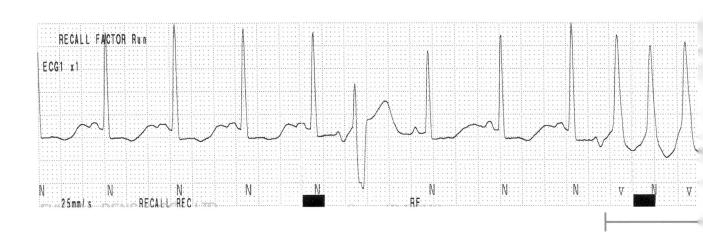

心室頻拍の特徴：P波なし、心室調律（QRS幅広）、速い、間隔は整。

一言で言えば心室性期外収縮の連発です。血圧が保たれるときとショックに陥るときがあります。

心室頻拍（VT）

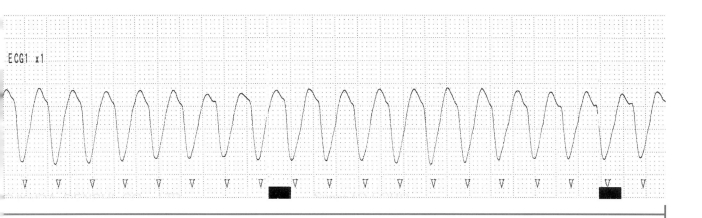

心室頻拍（VT）

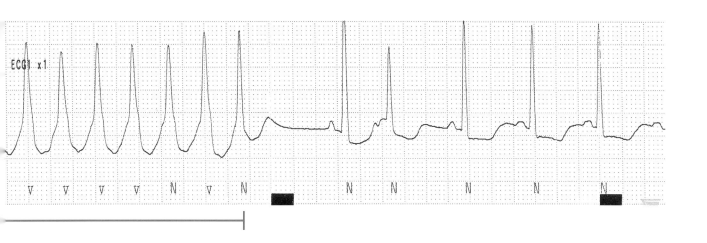

・持続性ＶＴの治療は、意識がないときはすぐ電気的除細動をすべきです。
　間に合わないときは心マッサージでつなぎます。
・くり返すＶＴの治療は、抗不整脈薬を静脈内投与（点滴）して抑制します。

心電図 23. Question 14

下記の心電図を診断してみましょう。

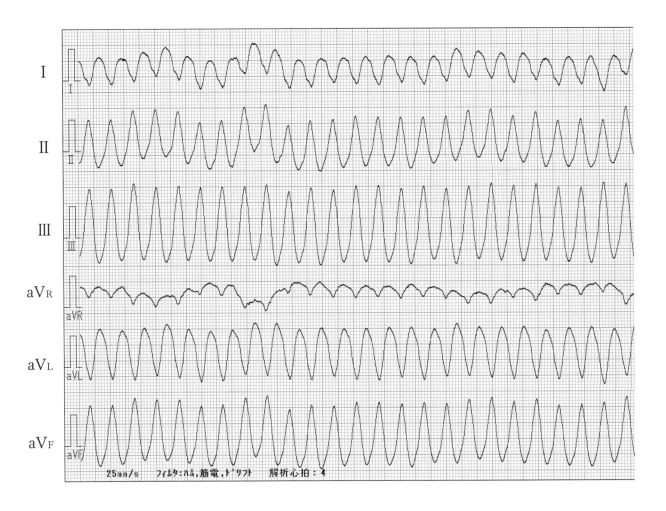

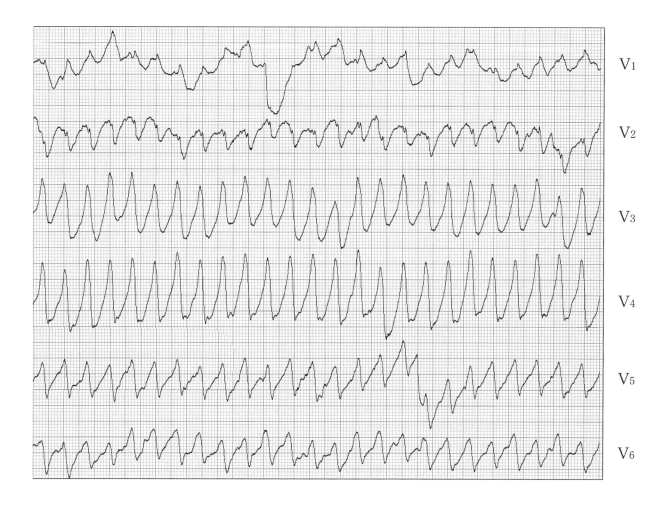

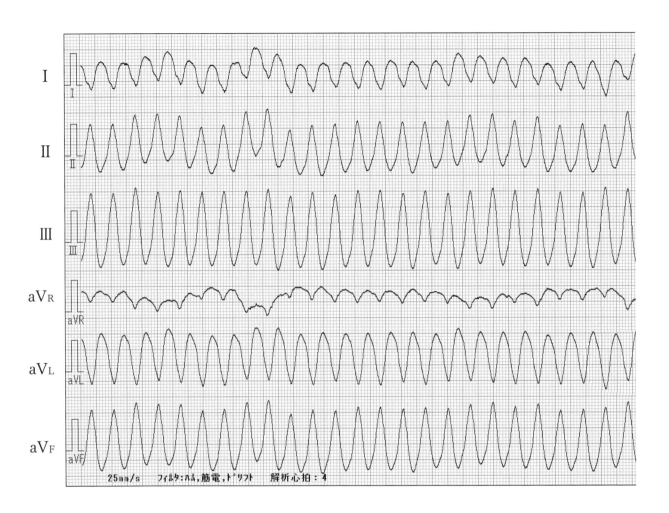

持続性心室頻拍

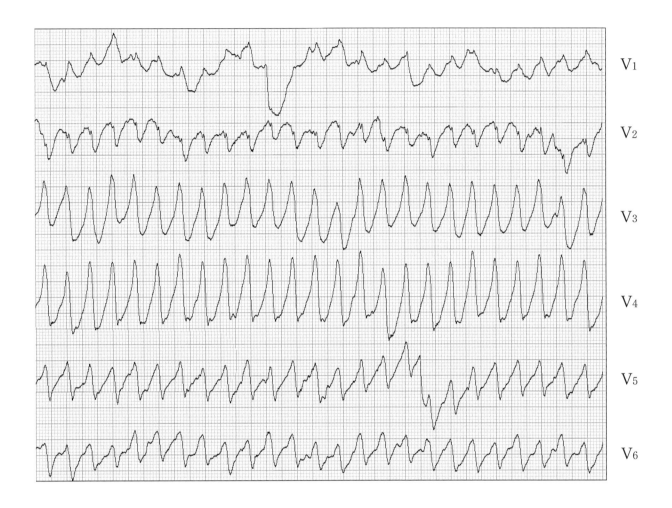

V₁
V₂
V₃
V₄
V₅
V₆

この症例は、急性心筋梗塞の経過中に１２誘導心電図でとらえられたＶＴです。

下記の心電図を診断してみましょう。

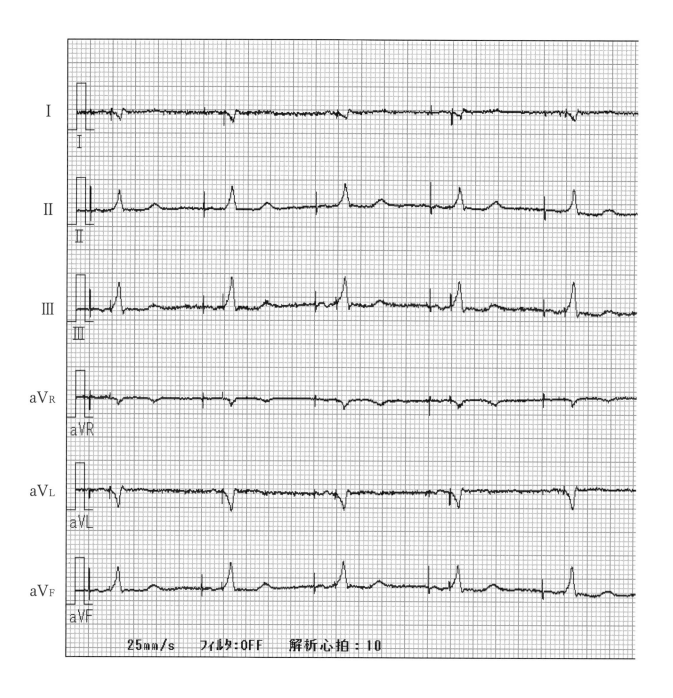

25mm/s   フィルタ:OFF   解析心拍:10

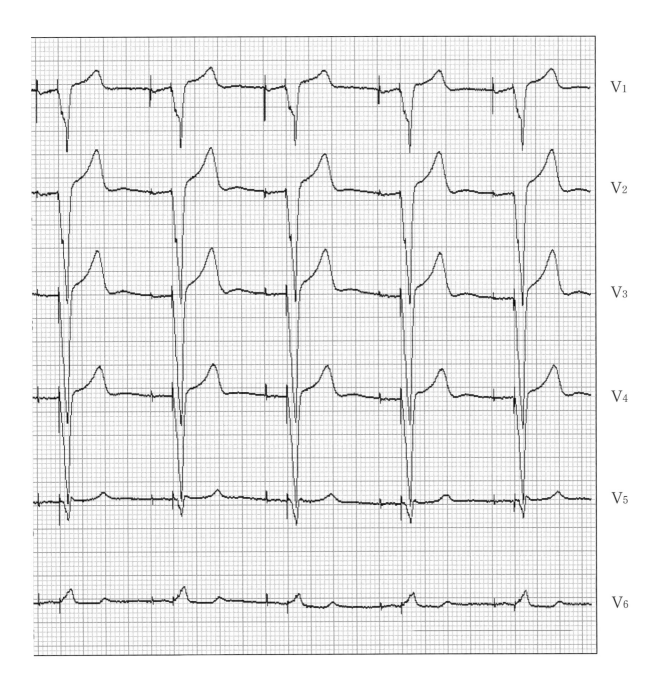

V₁

V₂

V₃

V₄

V₅

V₆

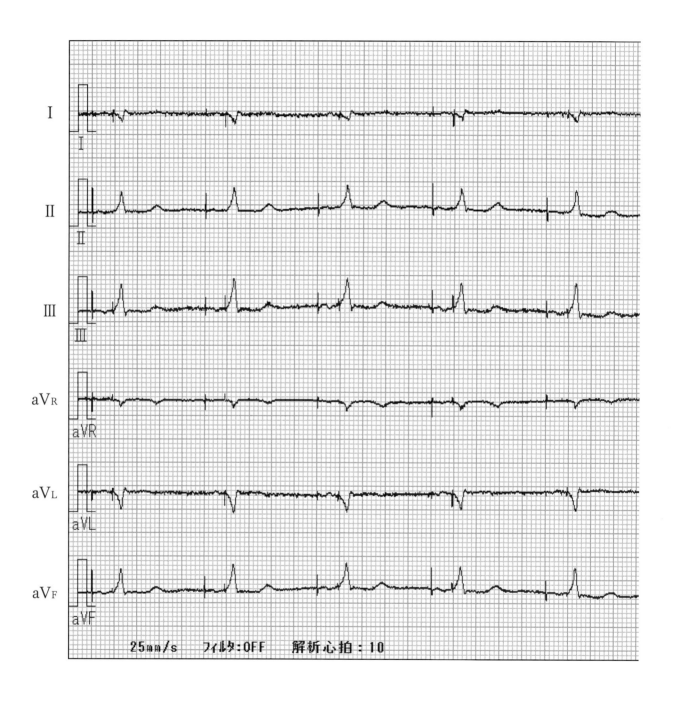

25mm/s　フィルタ:OFF　解析心拍:10

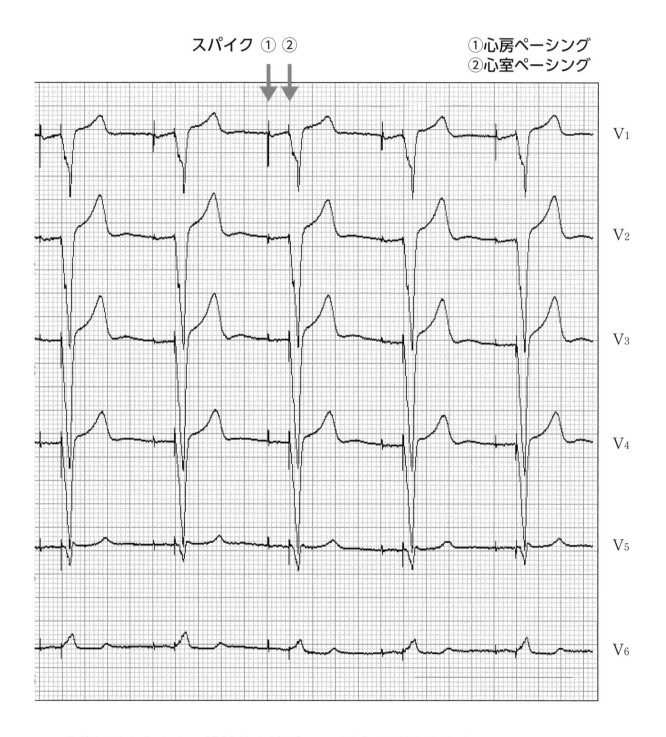

スパイク ① ②　　　　　①心房ペーシング
　　　　　　　　　　　②心室ペーシング

V₁

V₂

V₃

V₄

V₅

V₆

人体にはありえない機械的な波（スパイク）が見られます。

心室ペーシングにより出現するＱＲＳ波は、生理的な刺激伝導系を通らずに伝達されて
形成されるため、ＶＰＣのように幅広になります。

刺激伝導系の構造あるいは機能が崩れて、異常な徐脈となる場合はどんな時でしょうか？

心電図 25. Question 16　モニター心電図　（2誘導同時流し）

下記の心電図を診断してみましょう。

時間帯 1

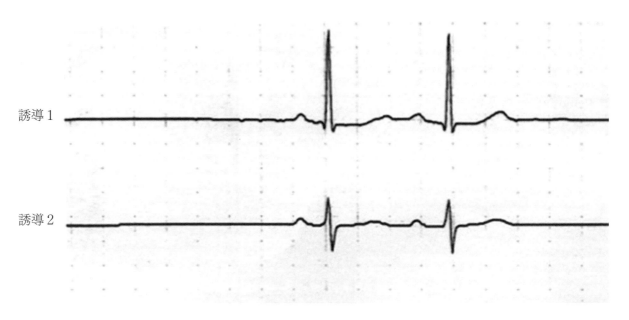

誘導1

誘導2

時間帯 2

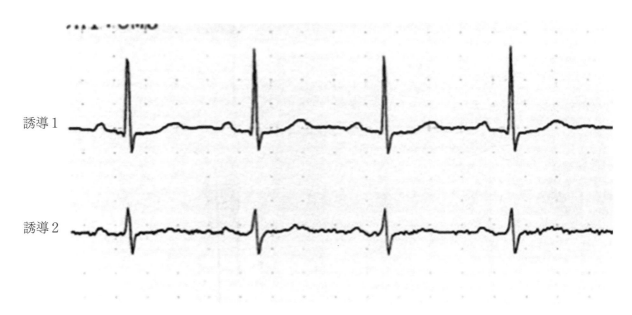

誘導1

誘導2

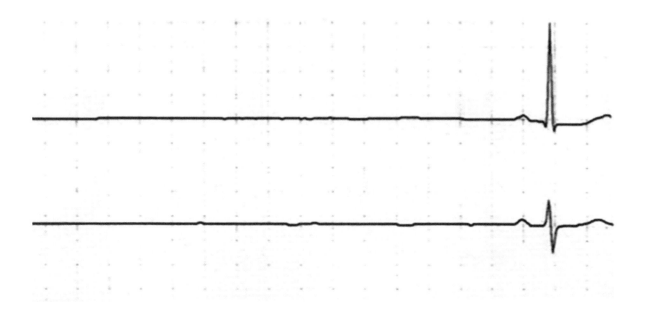

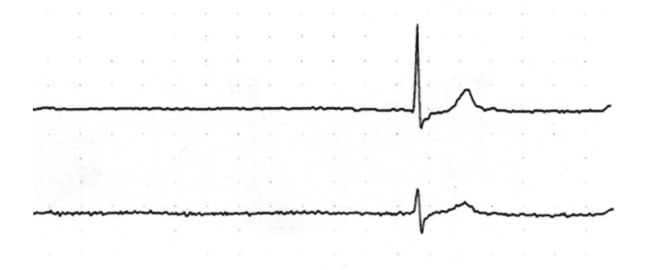

時間帯 1

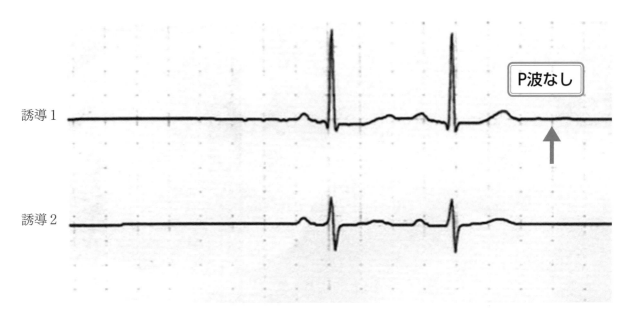

誘導 1

P波なし

誘導 2

時間帯 2

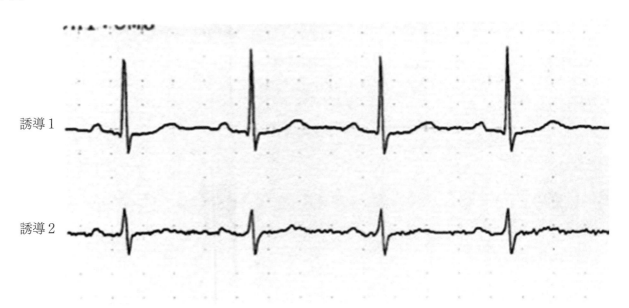

誘導 1

誘導 2

洞停止：洞不全症候群 II 型

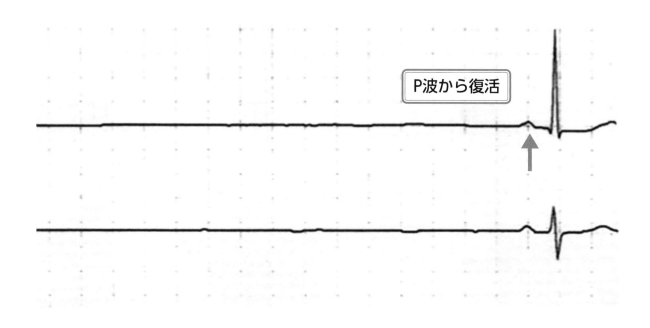

P波から復活

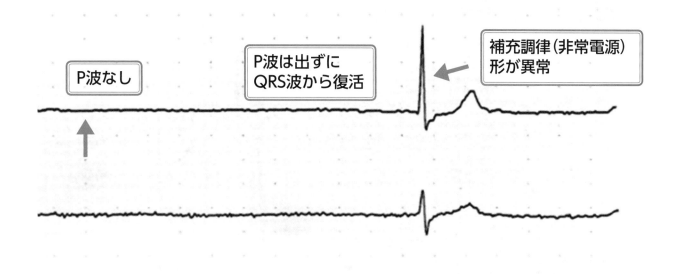

補充調律（非常電源）
形が異常

P波なし

P波は出ずに
QRS波から復活

予定された時点↑にＰ波が出ません。
立位で3秒以上の心停止が起こると、失神して転倒します。
心室から自動発火（補充調律）が起こります。
治療には、ペースメーカー留置が必要です。

心電図 26. Question 17

下記の心電図を診断してみましょう。

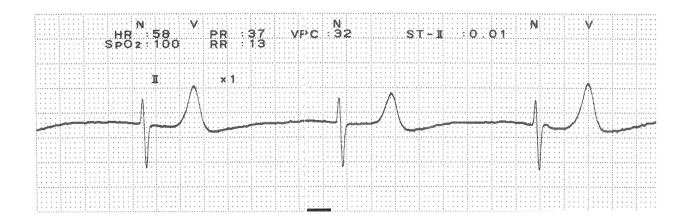

心電図 27. Question 18

下記の心電図を診断してみましょう。

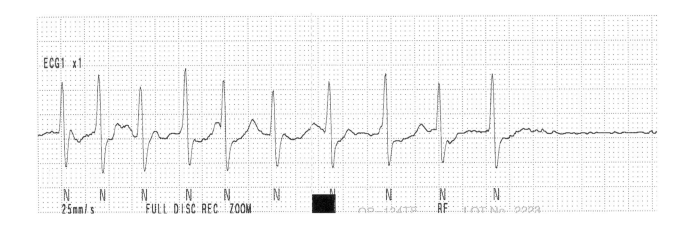

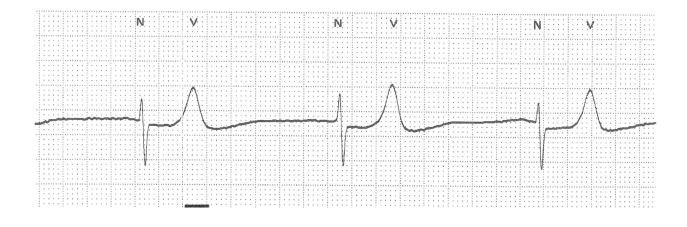

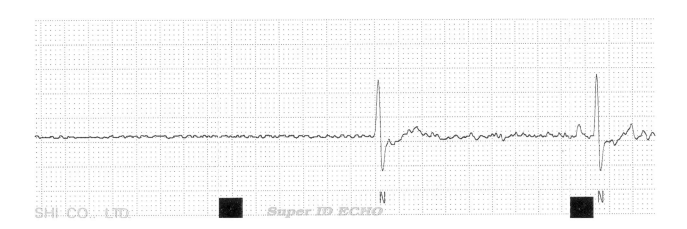

心電図 26. Answer 17

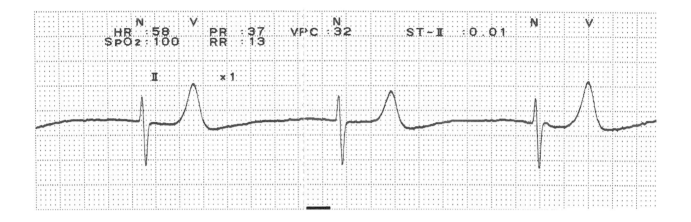

心電図 27. Answer 18

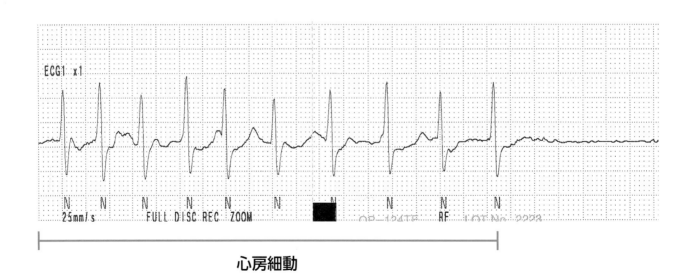

心房細動

洞停止：洞不全症候群 II 型

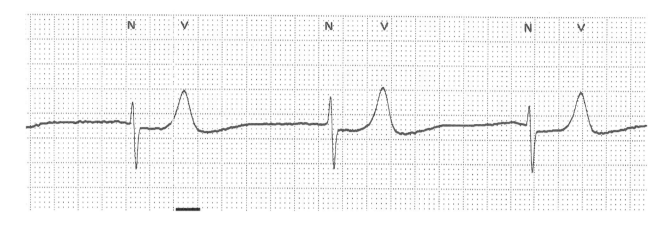

P波がまったく出ておらず、補充調律のQRS波のみが等間隔で出ていますが、徐脈
です。
治療は、ペースメーカー留置を考慮する必要があります。

洞不全症候群 III 型（別名：徐脈頻脈症候群）

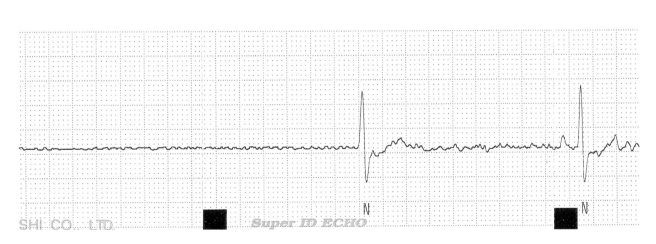

頻脈性心房細動が洞調律に復帰するときにP波が出ずに洞停止となります。その後、
洞調律は復活しますが、すぐ頻脈性心房細動が再発し、そしてまた洞停止に陥るという
ことをくり返します。
治療は、ペースメーカーを留置した上で、頻脈発作を抑制する抗不整脈薬投与が必要
です。

下記の心電図を診断してみましょう。

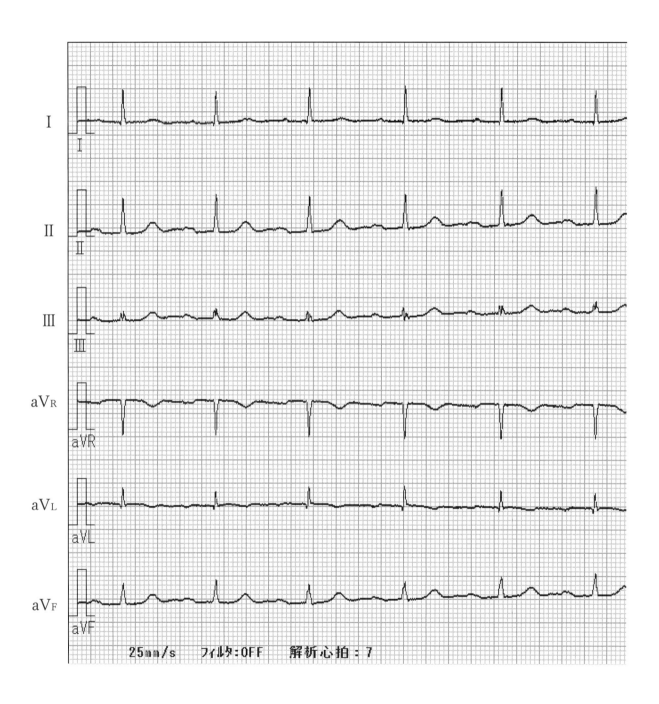

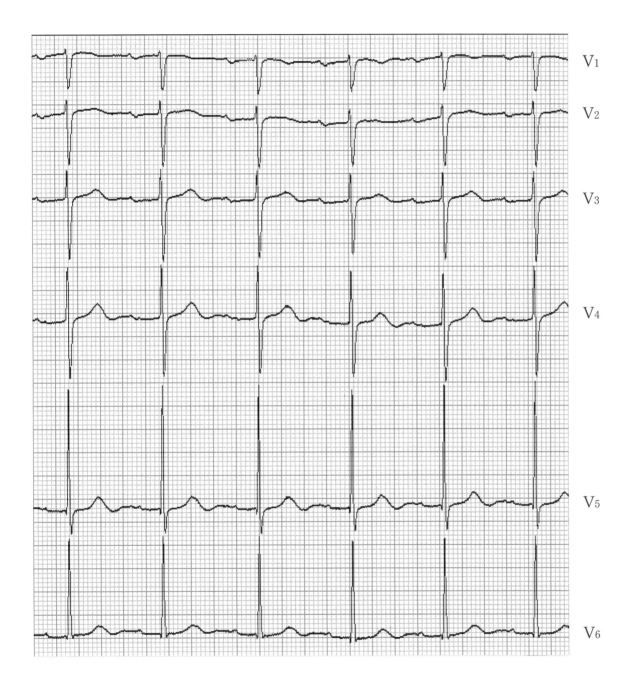

V₁

V₂

V₃

V₄

V₅

V₆

心電図 28. Answer 19

１度房室ブロック：ＰＲ延長するが、ＱＲＳは出る。
ＰＲ ＝ 0.27 sec ＞ 0.20 sec

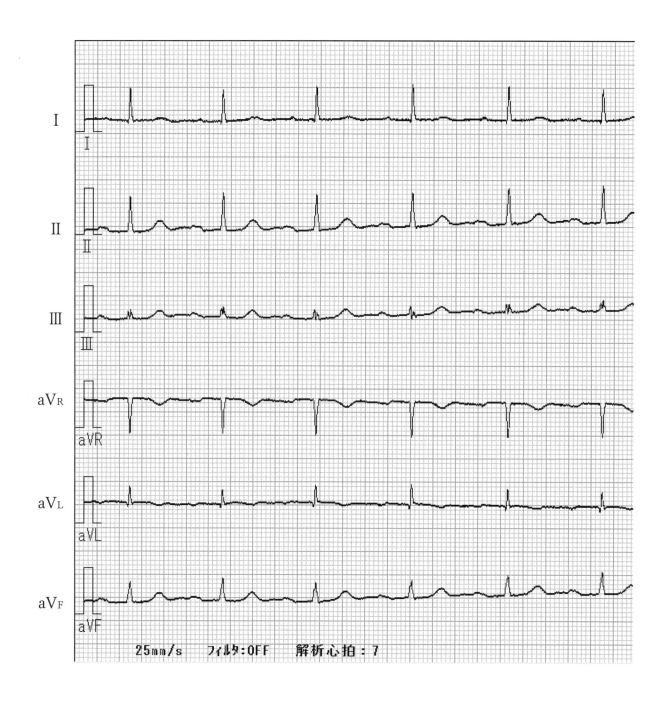

1度房室ブロック

PR延長

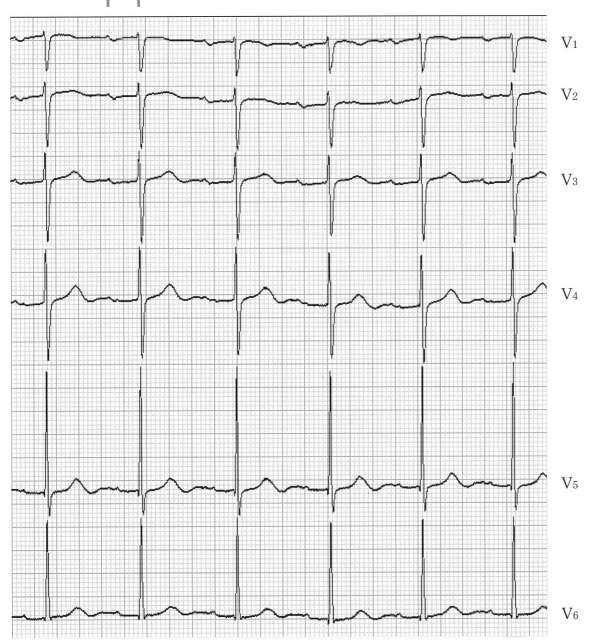

すぐに治療する必要はないですが、経年的にＰＲ間隔が延長していくことも多く、心電図の経過観察が必要です。

心電図 29. Question 20

下記の心電図を診断してみましょう。

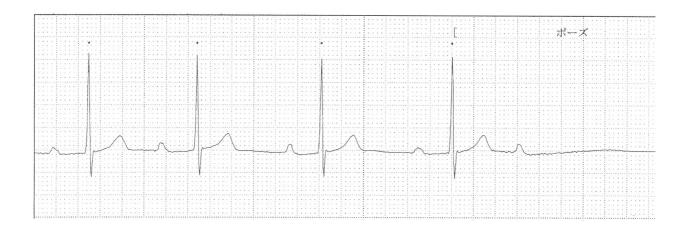

心電図 30. Question 21

下記の心電図を診断してみましょう。

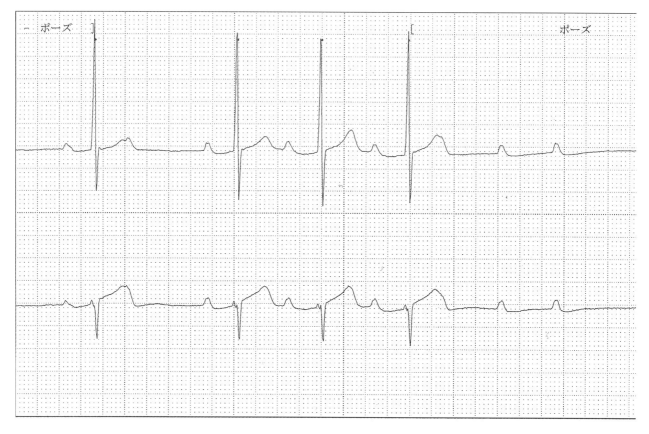

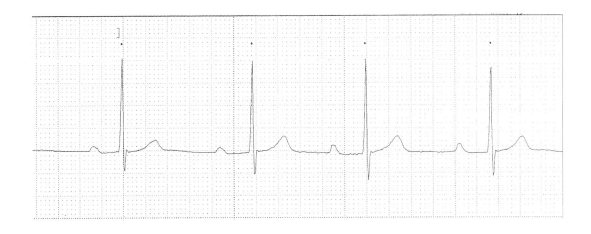

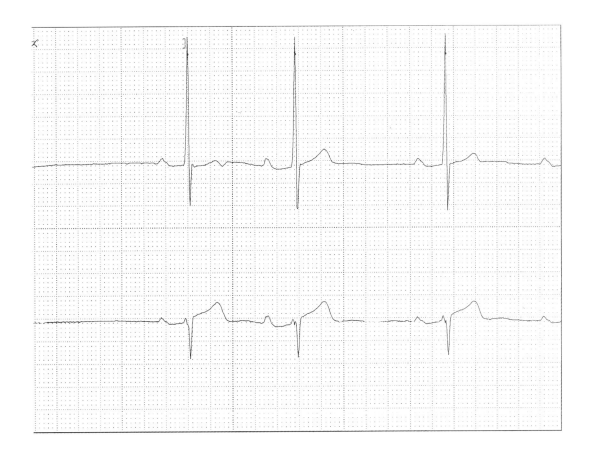

心電図 29.　Answer 20

点滅する蛍光灯のようなもの：
いつ完全に切れてしまうかわからない危機的状況です。

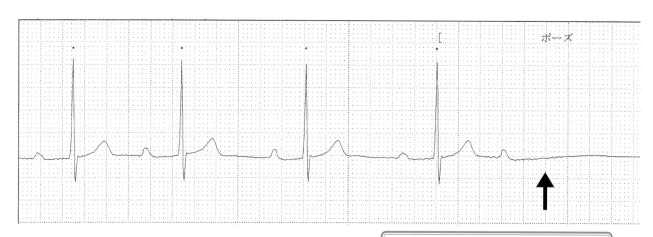

P波は出るがQRS波が出ない
ことが突然起こります

心電図 30.　Answer 21

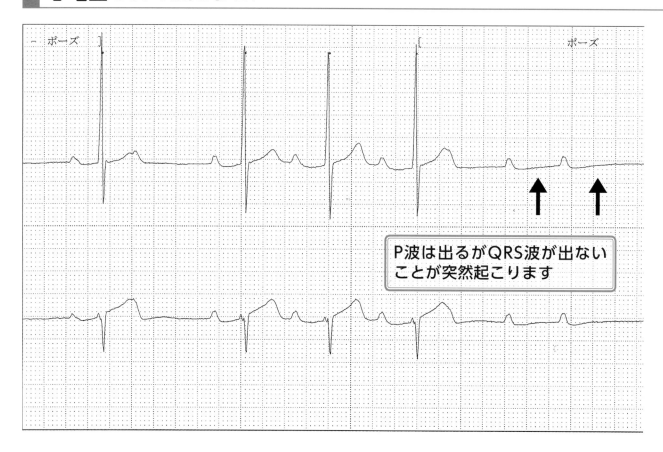

P波は出るがQRS波が出ない
ことが突然起こります

　P波の後にQRSが出ないことを第2度房室ブロックと呼びます。
MobitzⅡ型とは、前ぶれもなく急にQRSが出なくなる型のことです。

MobitzII 型 第 2 度房室ブロック

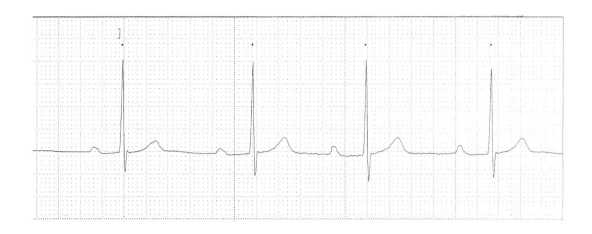

高度房室ブロック　Mobitz II 型ブロックが連続

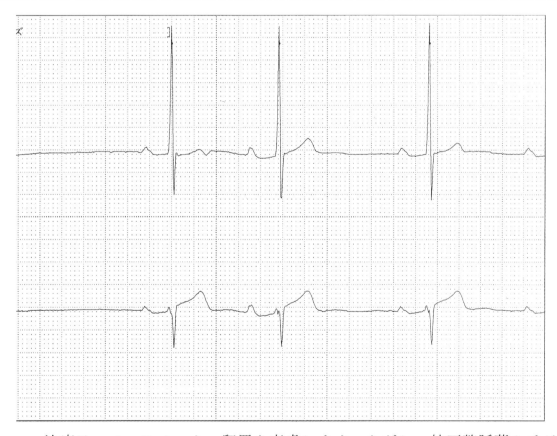

治療は、ペースメーカー留置を考慮します。ただし、抗不整脈薬やジギタリスの副作用で生じている場合もあり、まず一時ベーシングを留置してこれまで投与していた薬を中止し、2 日くらい経過をみます。

下記の心電図を診断してみましょう。

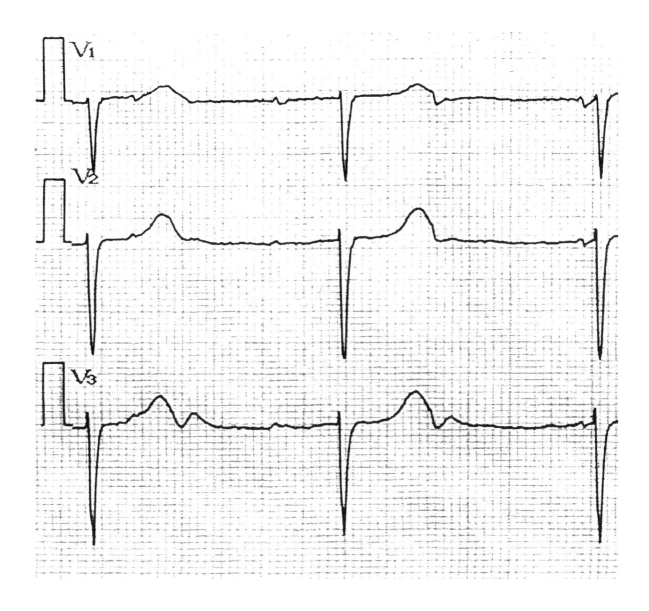

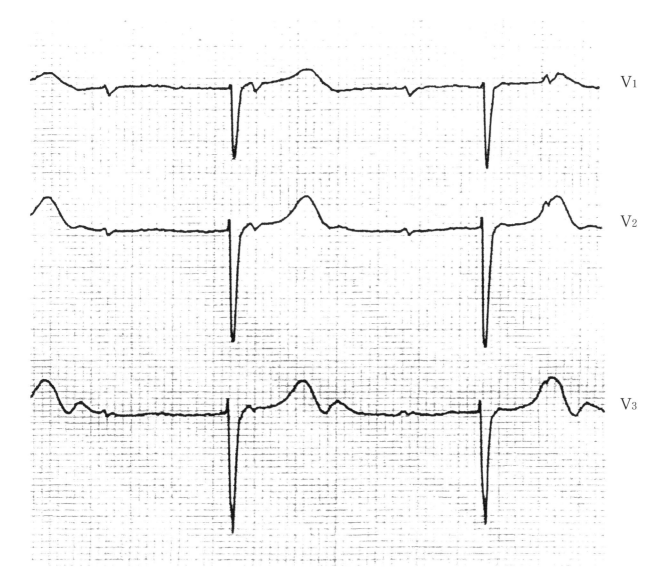

V₁

V₂

V₃

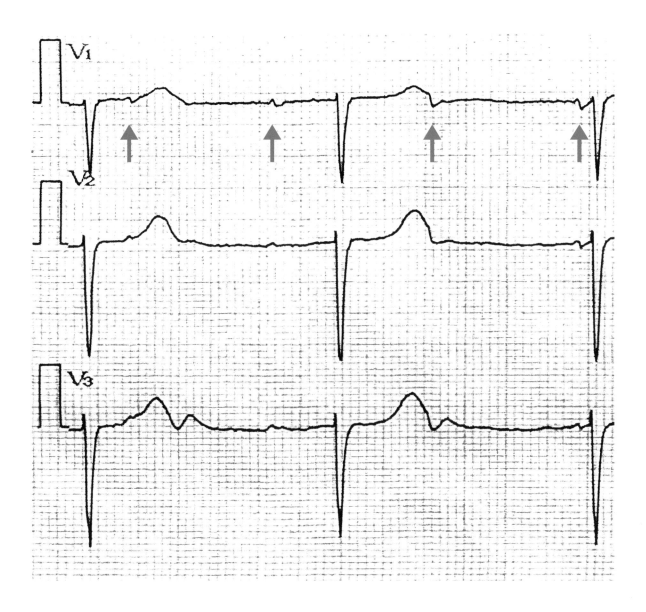

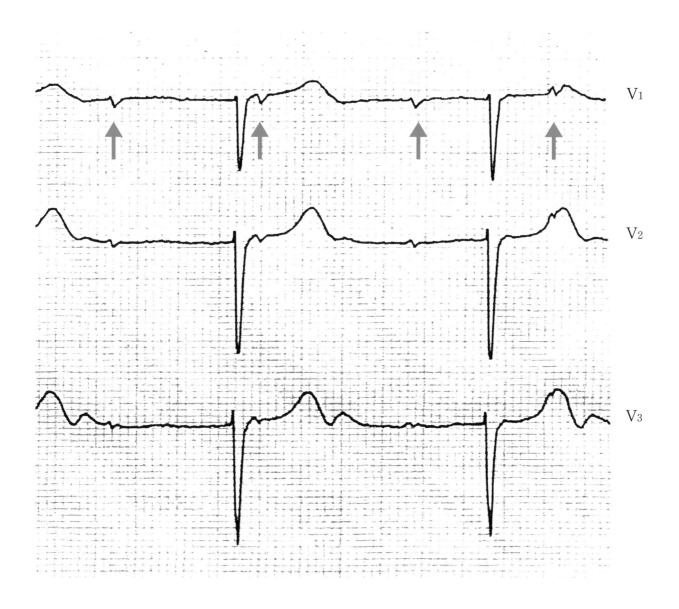

⬆徹底的にP波を拾います。上からの刺激が来ないので、心室のどこかから**補充調律**としてのQRS波が出ます。P波とQRS波は繋がっていません。QRS波はやがて幅広くなってゆき、最後は出なくなり心停止します。

患者は失神、うっ血性心不全、認知機能の急激な低下などを起こします。

治療は、ペースメーカー留置を考慮します。しかし、高度認知症や寝たきりで適応のない場合は、シロスタゾール、イソプロテレノールなどを投与し、補充調律を増やして対応します。

下記の心電図を診断してみましょう。

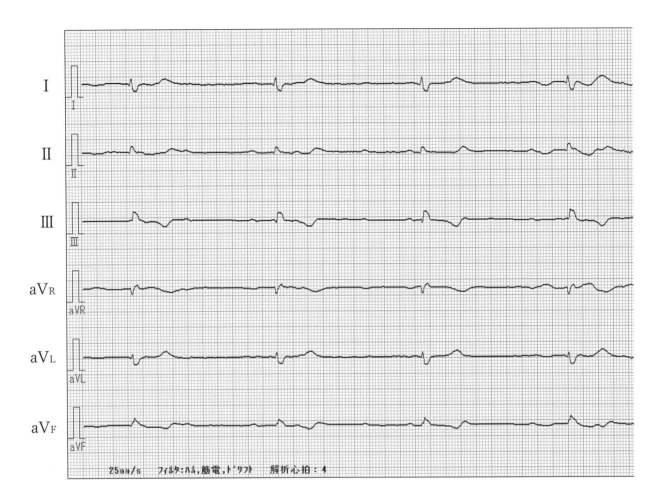

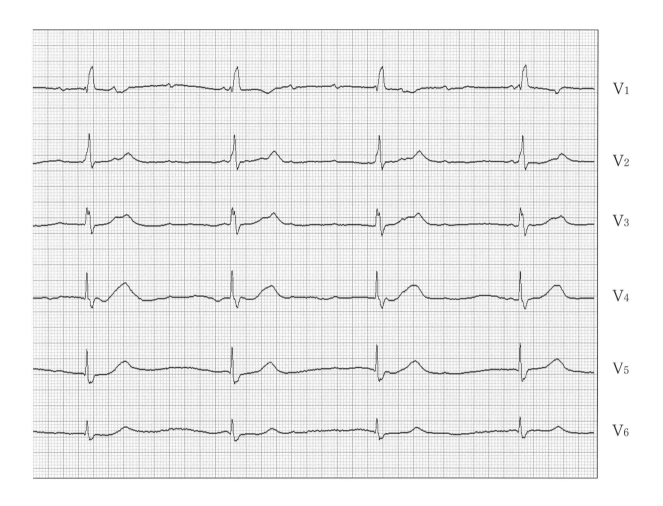

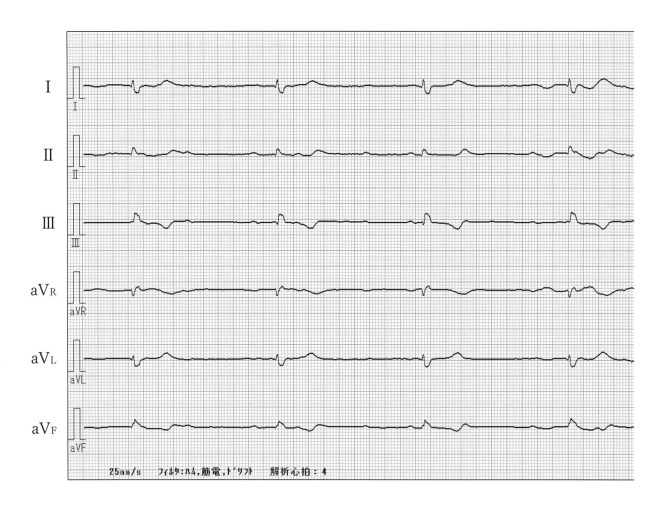

25mm/s　フィルタ:ハム,筋電,ドリフト　解析心拍 : 4

⬆P波。必ずしも等間隔ではないです。心室の補充調律は右脚ブロック型になって
います。

完全房室ブロック

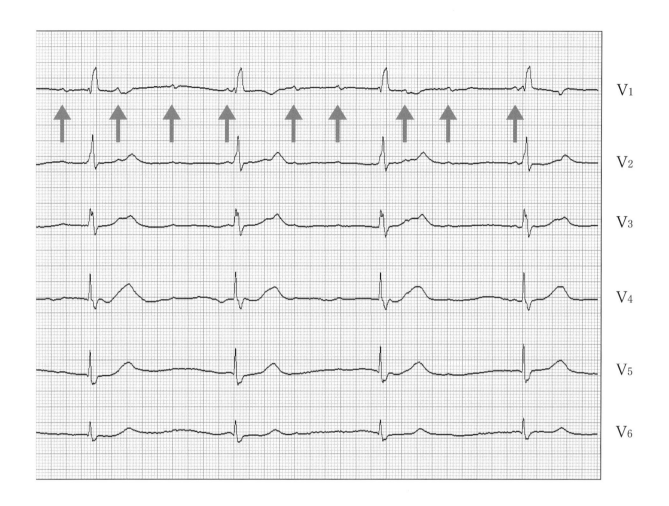

V₁
V₂
V₃
V₄
V₅
V₆

完全房室ブロックが発生する機序［模式図］

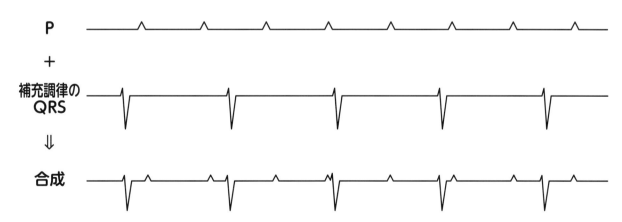

P

＋

補充調律の
QRS

⇓

合成

一般にＰ波は等間隔で出現し、ＱＲＳ波も等間隔で出現します。

しかしお互い関係はしません。必ず、心房興奮数（Ｐ）＞心室興奮数（ＱＲＳ）です。

第三章

虚血性心疾患

心筋に血流を送る冠動脈の解剖

■ 第1斜位（胸の右前方向から撮影）

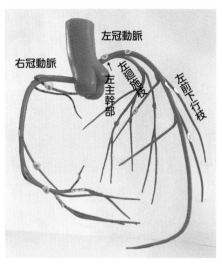

■ 第2斜位（胸の左前方向から撮影）

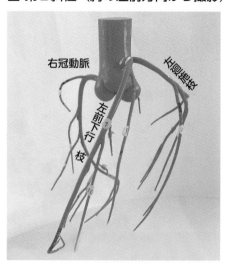

冠動脈は大動脈の第一番目の枝として発生します。右冠動脈（RCA）と左冠動脈（LCA）の2本が直接大動脈から発します。心臓の外側に巻き付くようにして下降して枝分かれしていきます。左冠動脈は根元の左主幹部（LMT：♯5）から少し進んだところで左前下降枝（LAD：♯6 左心室前面方向）と左回旋枝（LCX：♯11 左心室後面方向）に分かれます。それぞれの枝はさらに枝分かれしてより細くなり外膜側から内膜側へと心筋組織の中に入っていきます。個人差はありますが、一般にLADが前壁中隔を中心として最も広い還流領域を持ちます。

正常冠動脈の労作時における血流供給量増加

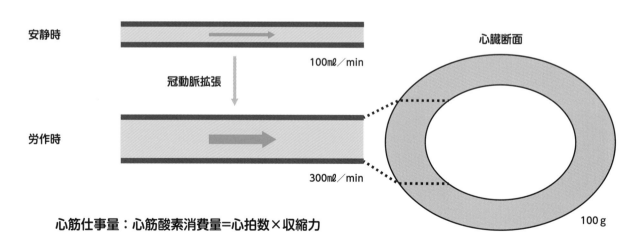

心筋仕事量：心筋酸素消費量＝心拍数×収縮力

全身の労作時には心臓から全身へ安静時より多くの血液を送り出すため、心筋酸素消費量を増加させて心臓の仕事量を増やします。
この目的を達成するためには冠動脈を拡張させて、冠血流量を増加させる必要があります（最大約4倍）。

虚血性心疾患の典型的な現病歴

60才　男性

1ヶ月前から朝の畑仕事時、鍬で地面を掘るとき、土を盛ったリヤカーを押して歩くときなど、力を入れて力むときに、前胸部、特に胸骨下部に締め付けられるような痛み（絞扼感：こうやくかん）を自覚するようになりました。冷汗を伴うこともある。左腕に痛みが放散することもありました。
思わず立ち止まって安静にすると、痛みは10数分で軽快しました。このような発作が週3回ぐらい起こっているが、頻度、強さ、持続時間は本日までほとんど変化していません。

ポイント
ある一定以上の強さの労作を行うときに胸痛が出現。

労作性狭心症冠動脈の労作時における血流供給量制限と心筋虚血の発生

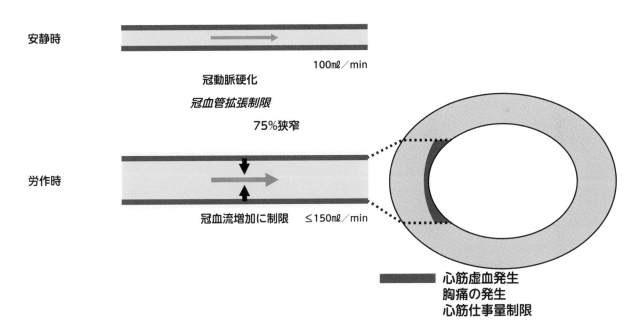

冠動脈枝に動脈硬化による内腔狭窄が存在し、冠動脈が拡張してもこの部分がネックになって血流を増加するには頭打ちが起こります（例えば2次元で見た75%狭窄では1.5倍までの血流しか得られません）。
この枝が還流する心筋組織は内膜側から酸素不足（心筋虚血）に陥り、胸痛を発生します。
心筋の酸素需要に見合うだけの冠血流量が得られない病態によって引き起こされる疾患を虚血性心疾患と呼びます。虚血性心疾患の中に、狭心症と心筋梗塞があります。

労作性狭心症での心筋虚血による心電図変化

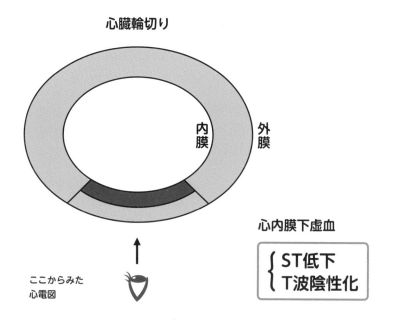

虚血が起こっている壁の目の前の誘導でのみＳＴ–Ｔ変化が生じます。
したがって、どの誘導での変化かを判定することでどこの壁が虚血に陥っているかが
わかります。

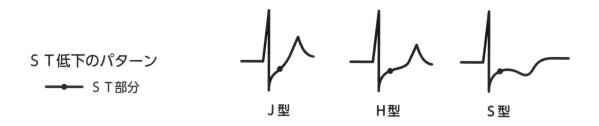

労作性狭心症の診断法
ある一定の強さ以上の労作で心電図の虚血性変化が現れますので、一般的に安静時
心電図では異常が認められません。
診断のためには、２４時間心電図（ホルター）や運動負荷試験心電図を施行する必要が
あります。時間、場面による変化をとらえるのです。

心筋虚血に対する感度と特異度について

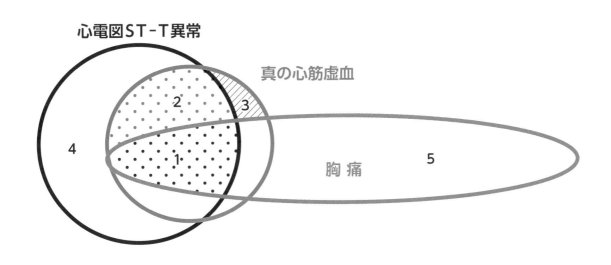

範囲	真の心筋虚血	ＳＴ−Ｔ異常	胸部症状	診断
1	○	○ 分のオーダーで変化	○	虚血性心疾患
2	○	○ 分のオーダーで変化	×	無症候性心筋虚血
3	○	×	×	無症候性心筋虚血
4	×	○ 年のオーダーで変化	×	左室肥大など
5	×	×	○	心膜炎、胸膜炎、気胸、肺癌、肋間神経痛、筋肉痛など

無症候性心筋虚血：自覚症状（胸痛）の感度には限界があります。　：１対（２＋３）
一方、心電図ＳＴ−Ｔ異常の心筋虚血に対する感度はかなり高いです。：（１＋２）対３

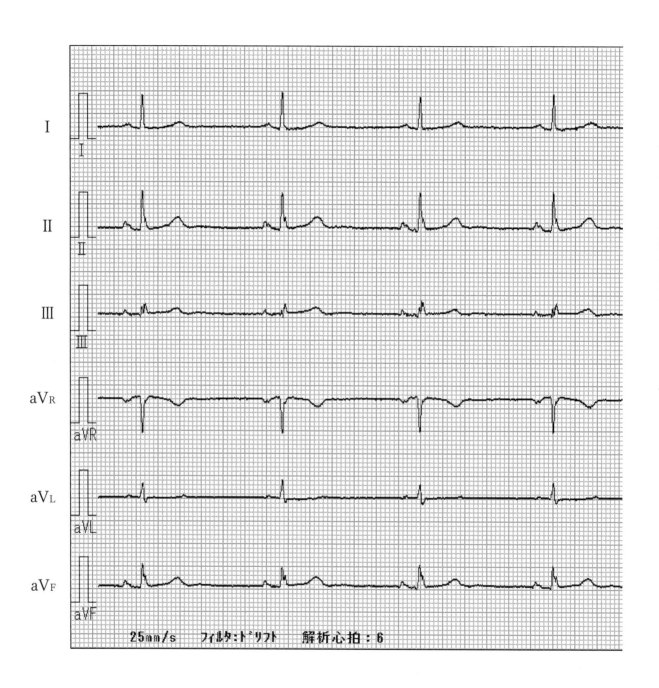

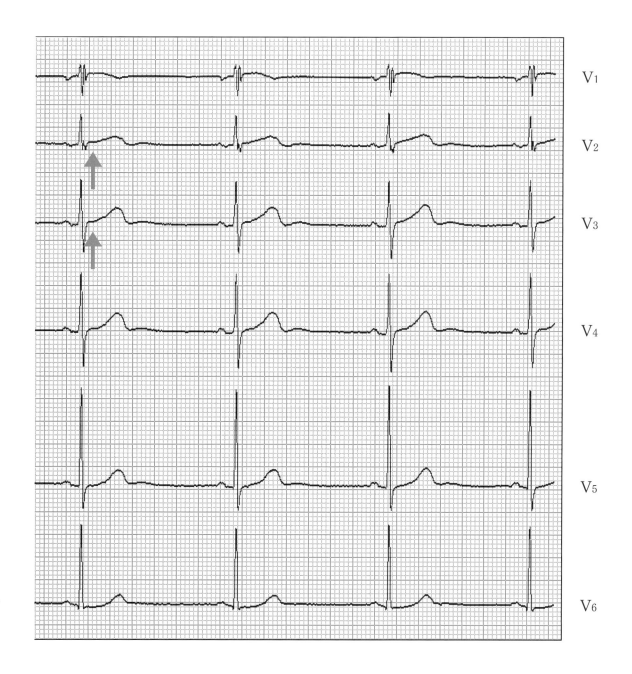

V₁
V₂
V₃
V₄
V₅
V₆

⬆軽度のＳＴ上昇：早期再分極と言われるもので、病的意義のないものが多いです。
（P264参照）

心電図 1−2. Question 1

下記の心電図を診断してみましょう。

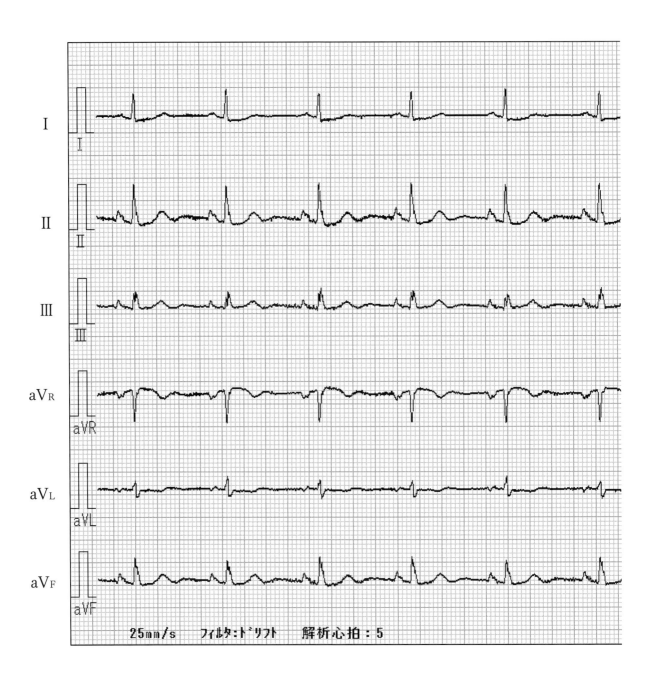

25mm/s　　フィルタ:ドリフト　　解析心拍:5

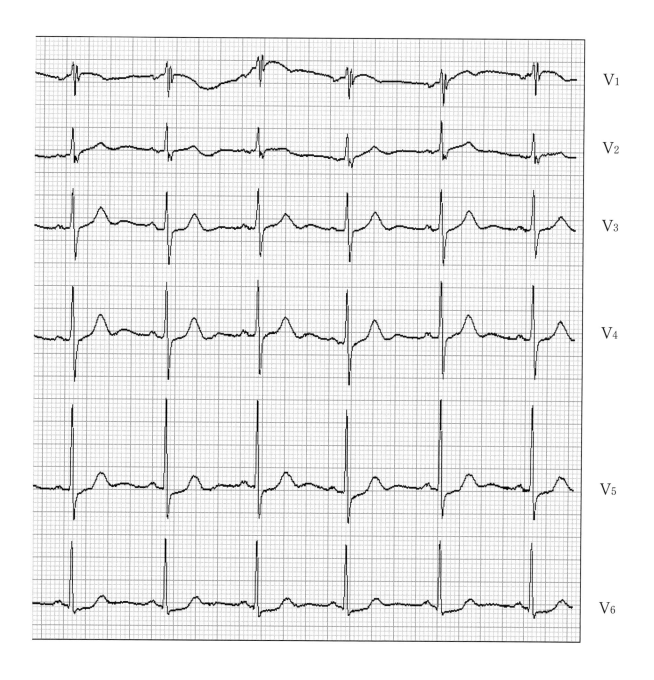

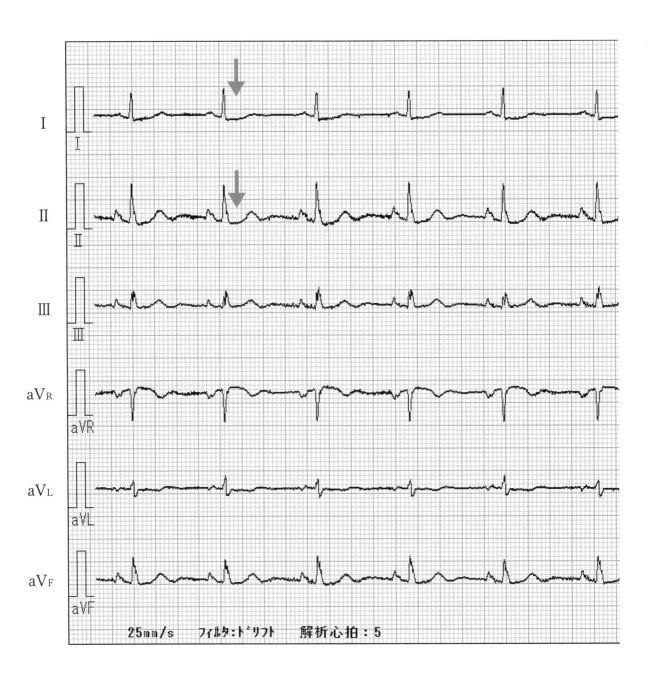

25mm/s　フィルタ:ドリフト　解析心拍:5

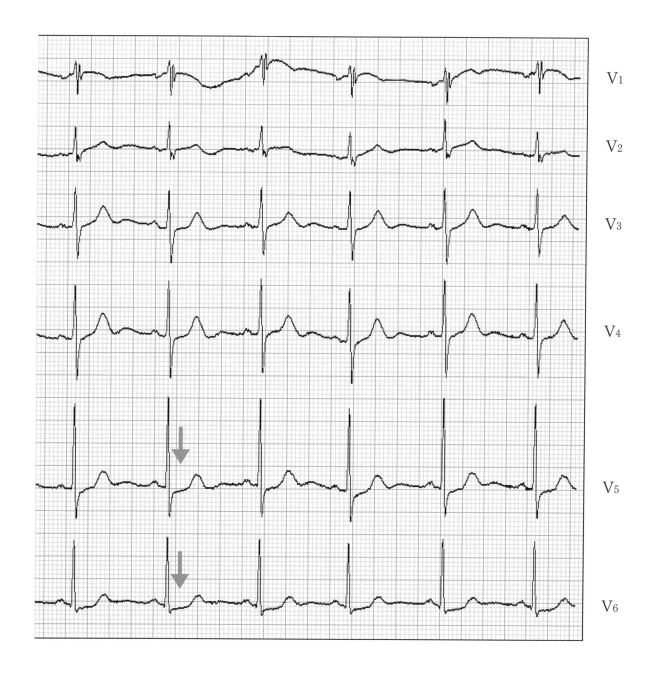

所見：Ⅰ, Ⅱ, Ｖ₅, Ｖ₆：ＳＴ低下⬇

診断：労作性狭心症

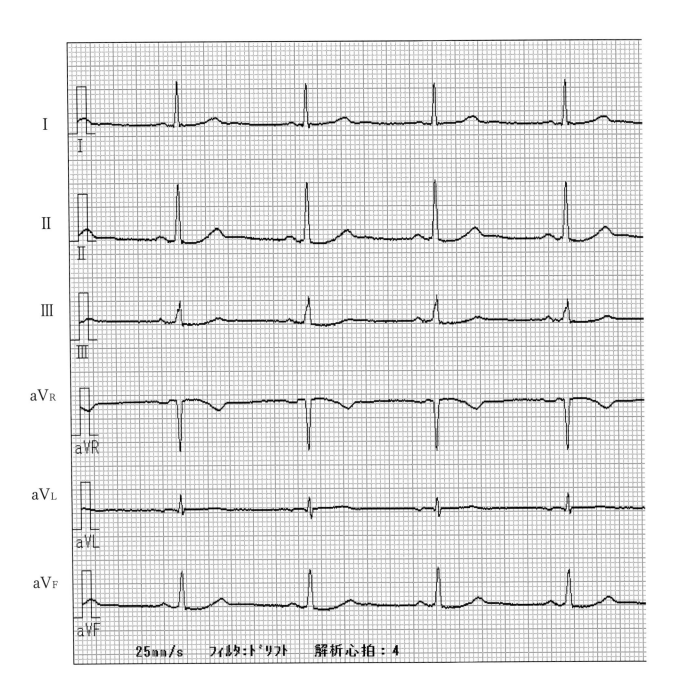

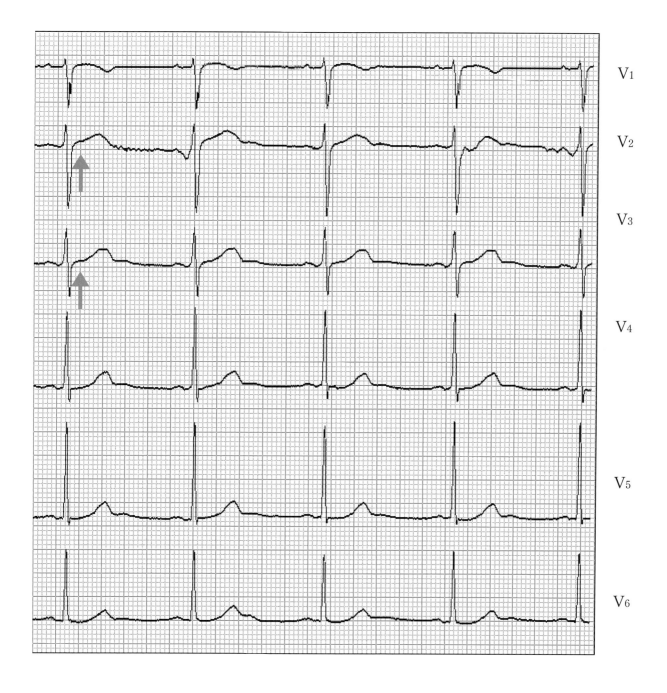

V₁

V₂

V₃

V₄

V₅

V₆

↑ 早期再分極による ＳＴ上昇

心電図2−2. Question 2

下記の心電図を診断してみましょう。

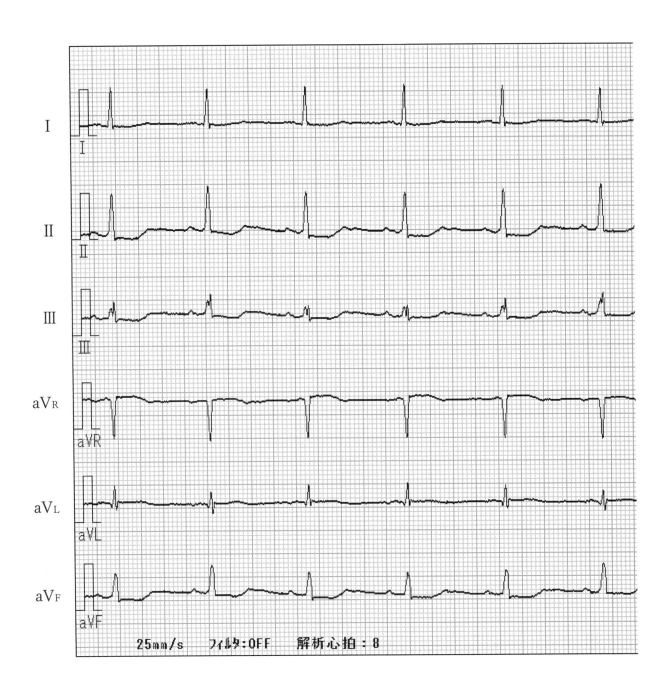

25mm/s　　フィルタ:OFF　　解析心拍 : 8

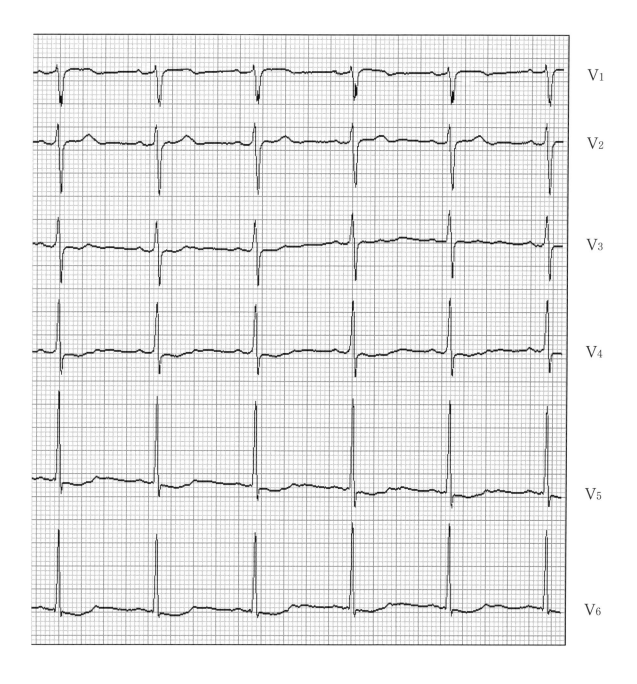

V₁
V₂
V₃
V₄
V₅
V₆

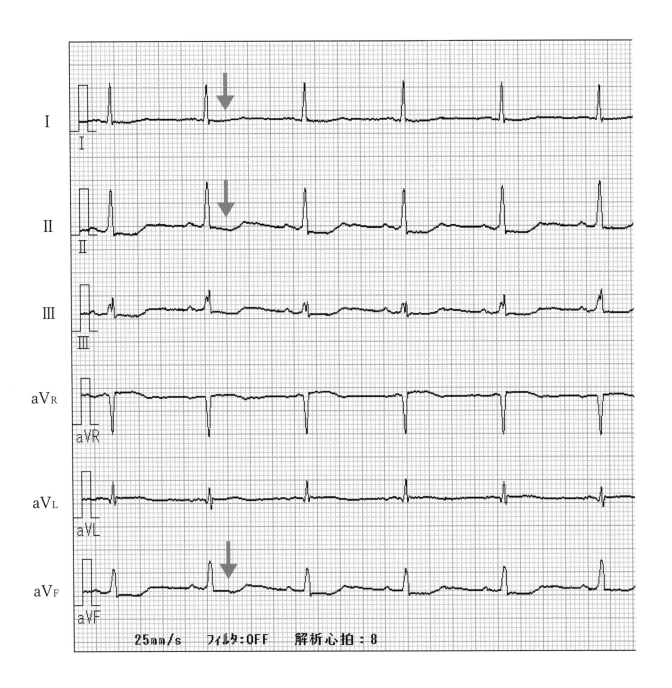

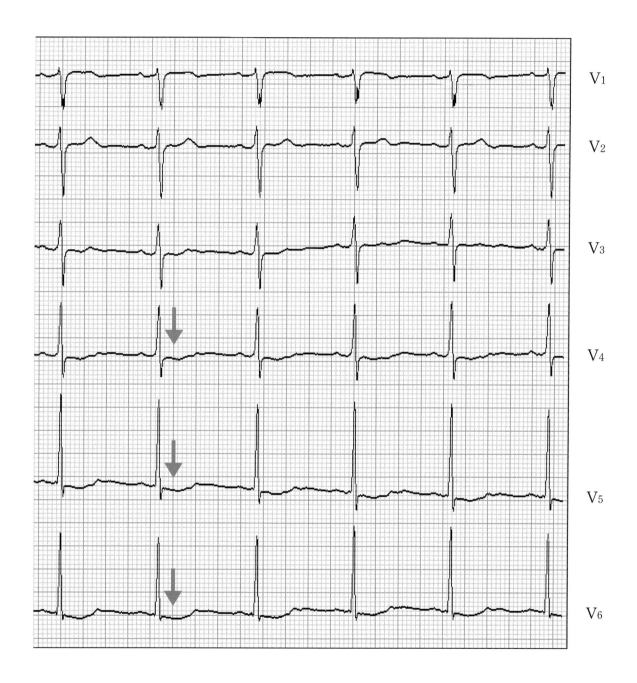

所見：I，II，aVF，V4，V5，V6：S T低下＋T波減高

診断：労作性狭心症

労作性狭心症の重症度の比較

症例Ａと症例Ｂの比較：狭心症発作時の心電図 ＳＴ−Ｔ変化 の時間経過

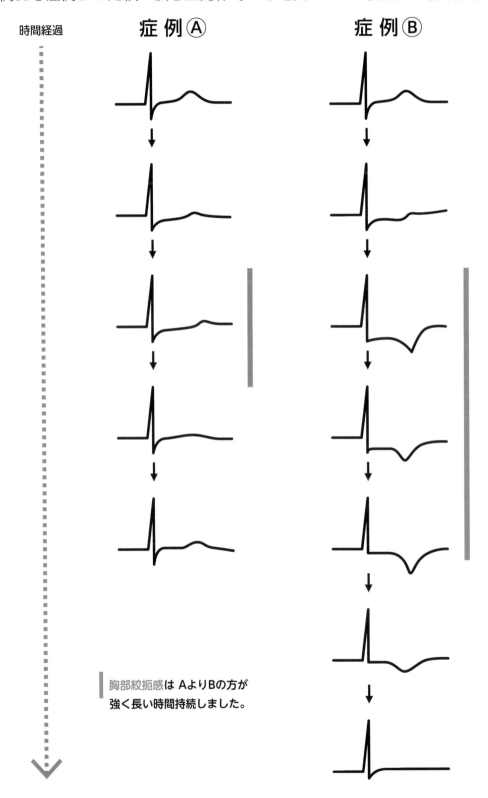

時間経過

症 例Ⓐ　　　症 例Ⓑ

胸部絞扼感は ＡよりＢの方が
強く長い時間持続しました。

（質問）どちらの症例の方が心筋虚血が強いですか？
　　　　その差を生む原因は？

労作性狭心症の重症度の比較

Bの方がST低下程度は強く、T波減高の程度も強く、陰性にまで至ってしまいます。

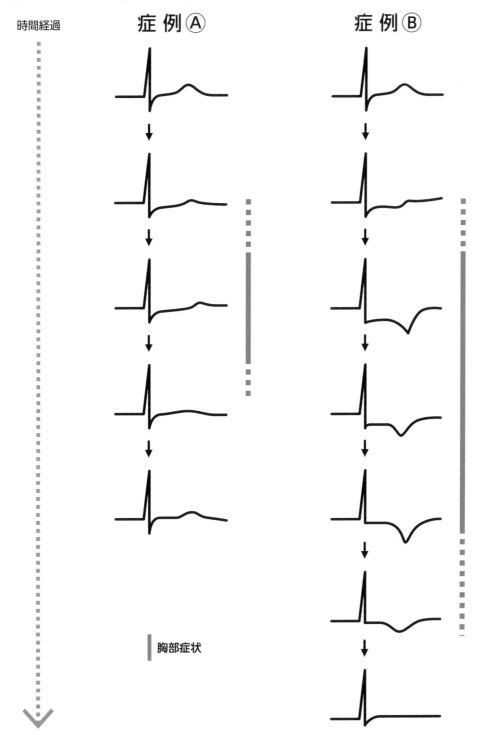

（解答）・Bの方が虚血が強いです。

・Bの方が冠動脈の狭窄度が強いからです。

━━━ 実線部分：胸部症状あり

▪▪▪▪ 点線部分：無症候性心筋虚血：ST低下があるにも関わらず

胸部症状のない時間帯です。

狭心症における冠動脈狭窄度、血流、症状の関係

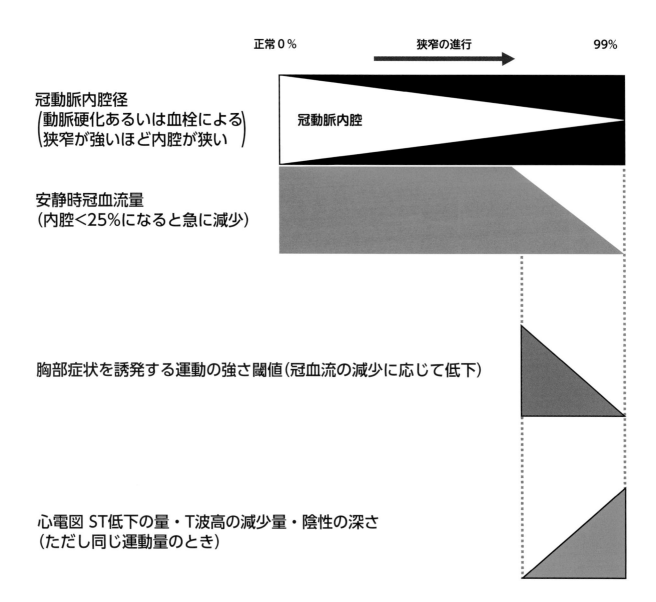

正常0% 狭窄の進行 → 99%

冠動脈内腔径
(動脈硬化あるいは血栓による)
(狭窄が強いほど内腔が狭い)

冠動脈内腔

安静時冠血流量
(内腔<25%になると急に減少)

胸部症状を誘発する運動の強さ閾値（冠血流の減少に応じて低下）

心電図 ST低下の量・T波高の減少量・陰性の深さ
（ただし同じ運動量のとき）

冠動脈狭窄度と心電図検査直前までの運動の強さによってＳＴ低下・Ｔ波高が決められます。

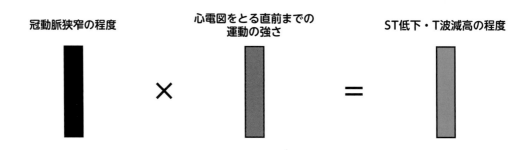

冠動脈狭窄の程度 × 心電図をとる直前までの運動の強さ = ST低下・T波減高の程度

急性冠症候群の冠動脈病変

急性冠症候群とは、**不安定狭心症**と**急性心筋梗塞**の総称です。
冠動脈壁の動脈硬化巣の脂質プラークを覆う被膜の破綻が原因で血管内腔に血栓形成。
血栓による内腔の狭窄度はさまざま。これが９９％以上になったとき（血流は微量）、不安定狭心症を起こします。２つのタイプがあります。
　１．段階的に狭窄度が強くなってくるタイプ：
　　　労作性狭心症の増悪
　　　（より軽い労作で胸痛が起こるようになり、持続時間も長くなってきます）
　２．ほとんど０％から一気に９９％狭窄までくるタイプ：
　　　安静時の持続性、あるいは繰り返す胸痛。
　　　１００％狭窄すなわち閉塞となったときは急性心筋梗塞です。

冠動脈硬化の病理：冠動脈病変の狭窄度は徐々に進むとは限りません

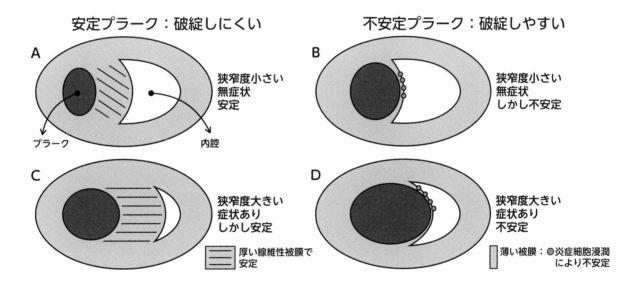

不安定プラークの薄い被膜が突然破れて破綻、生じた血栓による急性冠症候群の発症

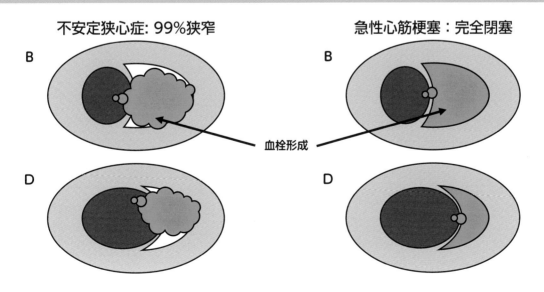

心電図3-1. Question 3

下記の心電図を診断してみましょう。

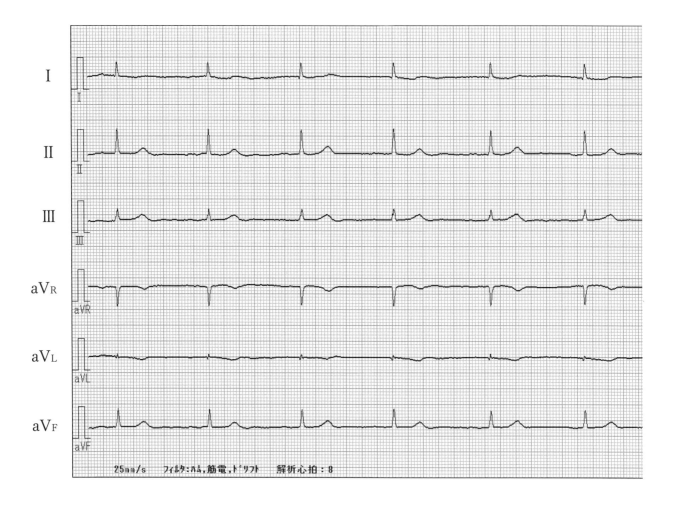

25mm/s　フィルタ:AA,筋電,ドリフト　解析心拍:8

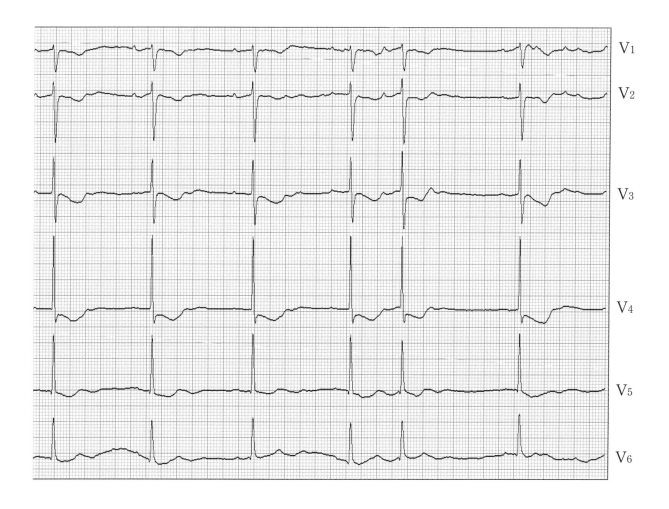

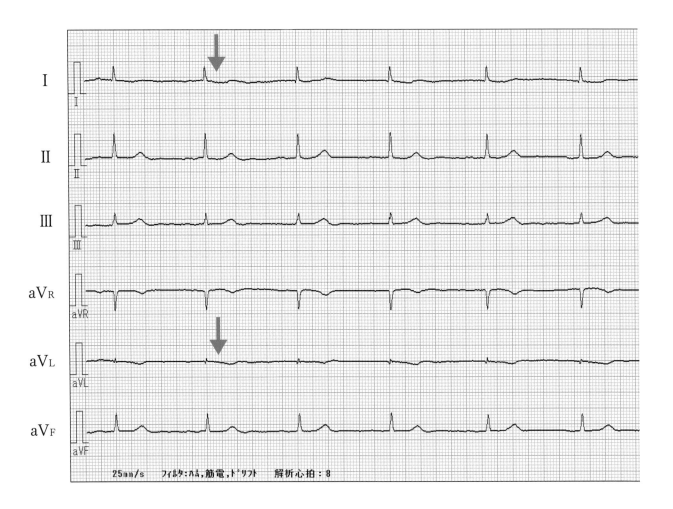

25mm/s　フィルタ:ハム,筋電,ドリフト　解析心拍:8

頻回に出現する安静時胸部もやもや感

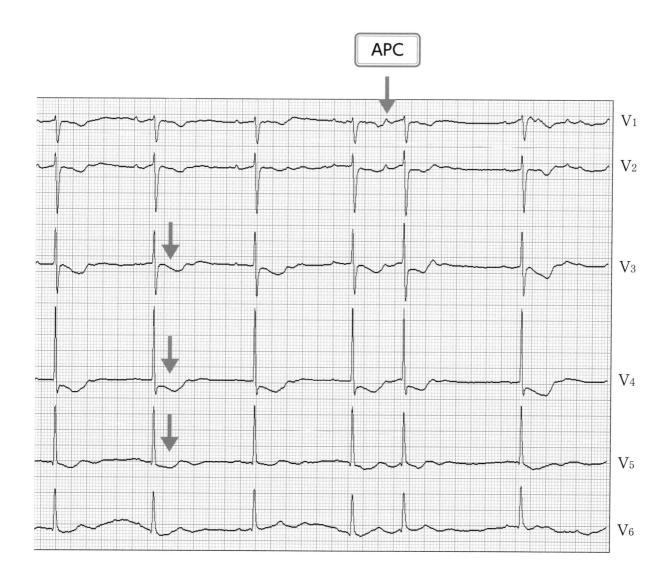

所見：Ｉ，aVL，V3，V4，V5：ＳＴ低下 ↓ ＋Ｔ波減高
診断：不安定狭心症

下記の心電図を診断してみましょう。

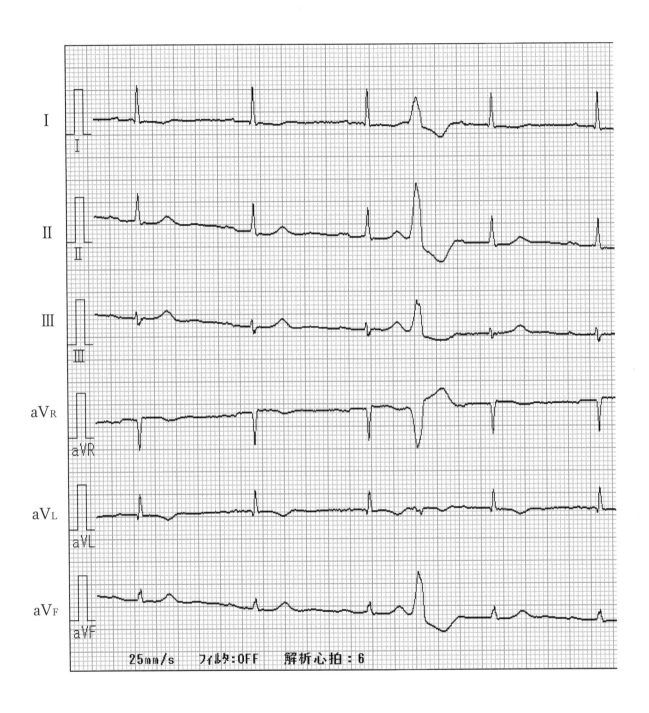

25mm/s   フィルタ:OFF   解析心拍:6

入院して安静臥床。2日たったが前胸部もやもや感は治らない。

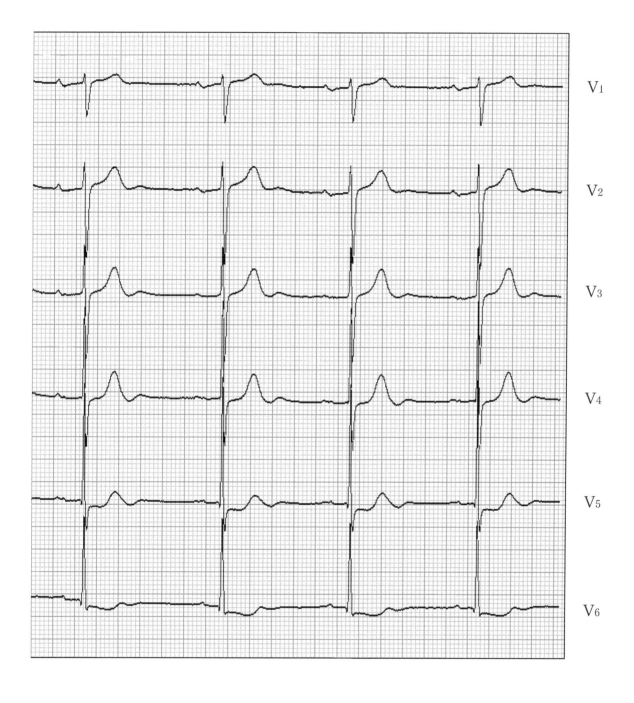

V₁

V₂

V₃

V₄

V₅

V₆

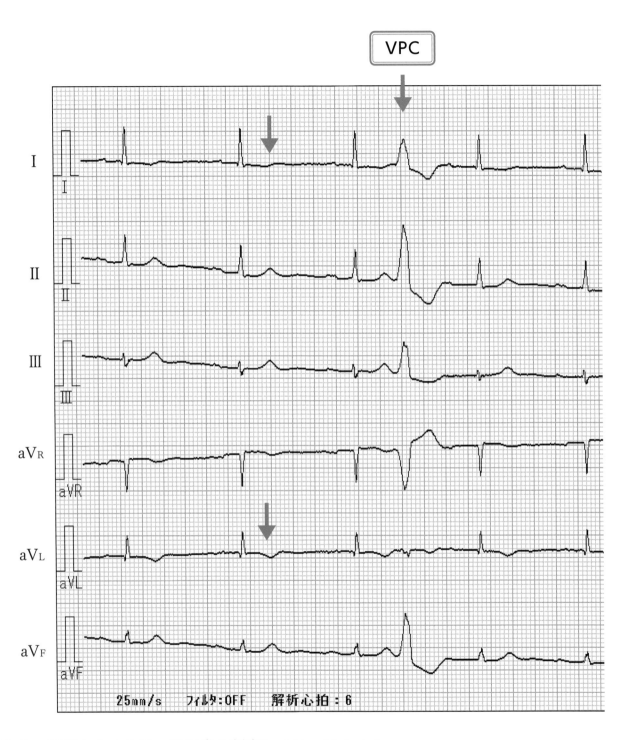

VPC

I

II

III

aVR

aVL

aVF

25mm/s　フィルタ:OFF　解析心拍 : 6

ＶＰＣの波形をみてＳＴ−Ｔ異常を判定してはいけません。
判定はあくまで基本調律部分において行います。

入院して安静臥床。2日たったが前胸部もやもや感は治らない。

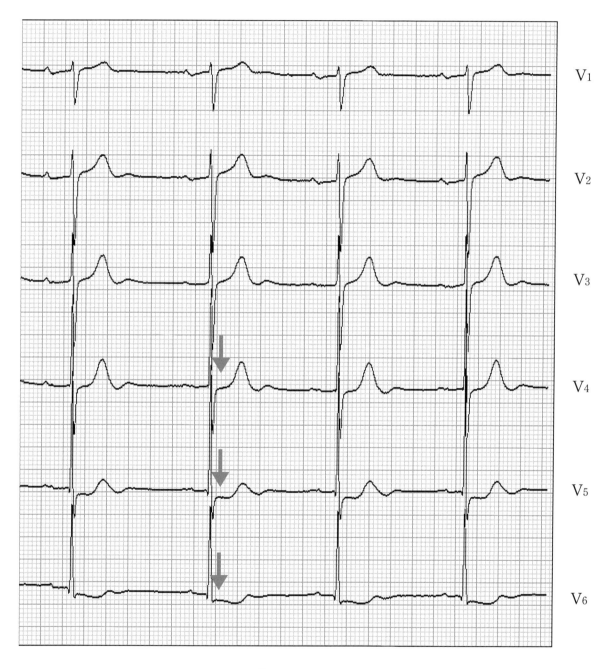

所見：V4, V5, V6：ST低下⬇　Ⅰ, aVL, V6：陰性T波
冠動脈造影検査：左廻旋枝近位部99%狭窄
診断：不安定狭心症

下記の心電図を診断してみましょう。

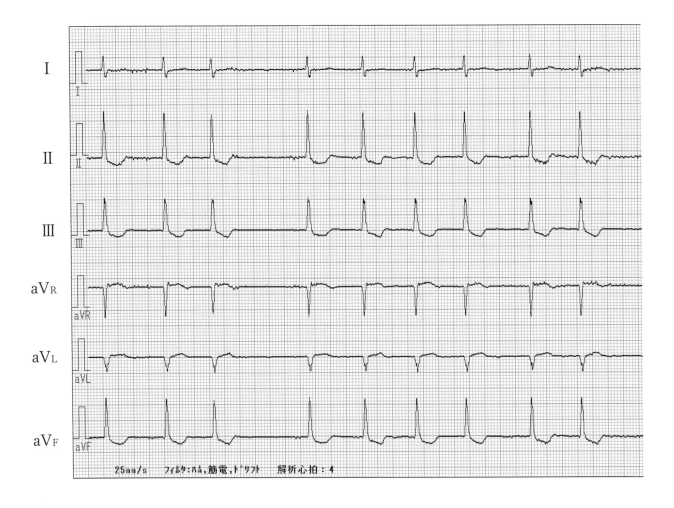

認知症あり、大腿骨骨折で整形外科術前、無症状。

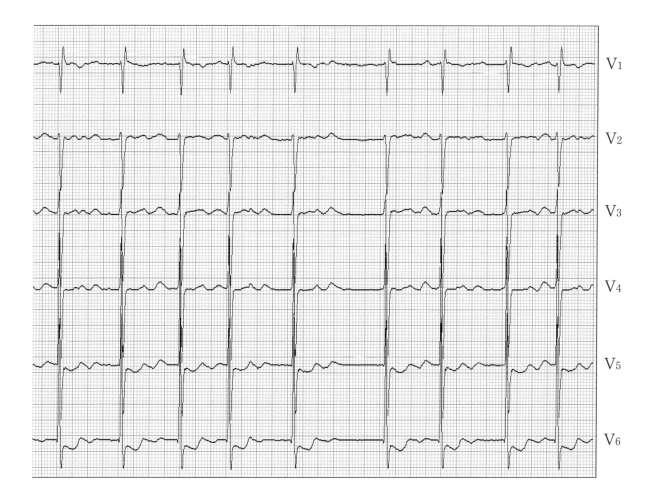

V₁

V₂

V₃

V₄

V₅

V₆

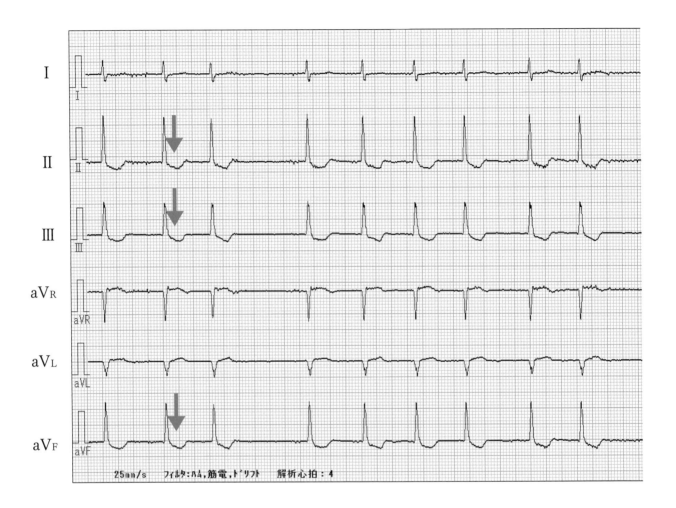

25mm/s　フィルタ：ハム,筋電,ドリフト　解析心拍：4

認知症あり、大腿骨骨折で整形外科術前、無症状。

心房細動

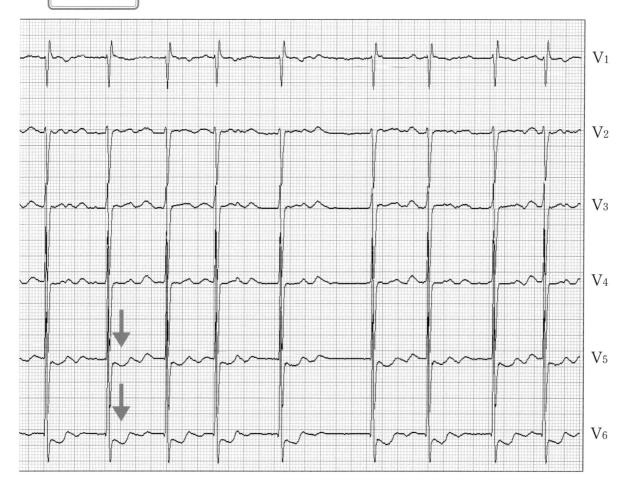

所見：II, III, aVF, V5, V6：ST低下 ⬇ ＋T波減高

心電図4-2．Question 6

下記の心電図を診断してみましょう。

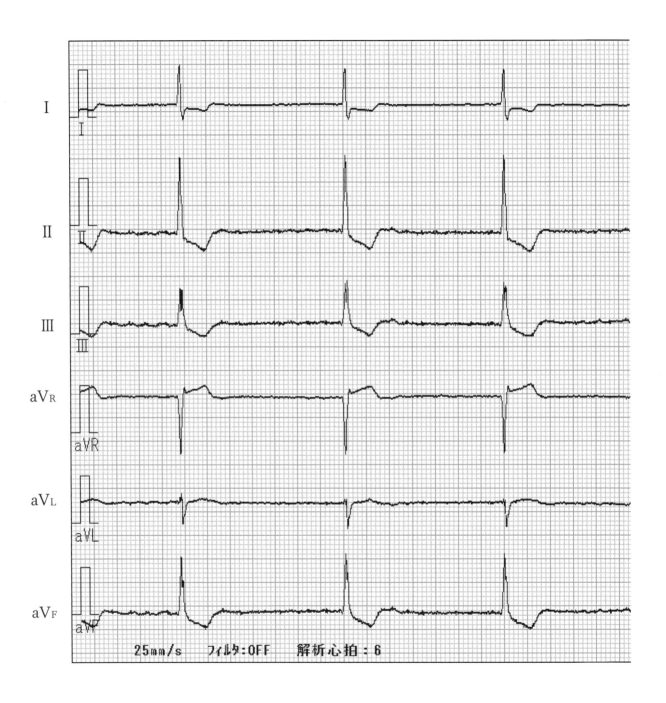

25mm/s　フィルタ:OFF　解析心拍：6

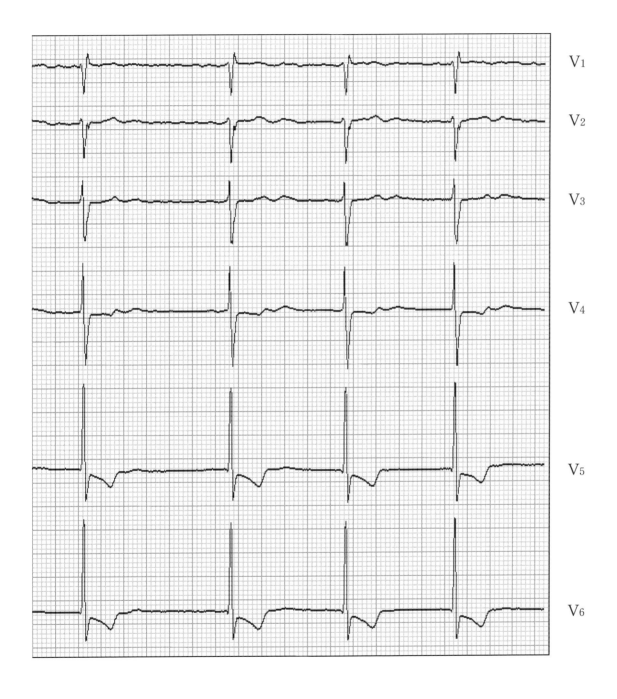

V₁

V₂

V₃

V₄

V₅

V₆

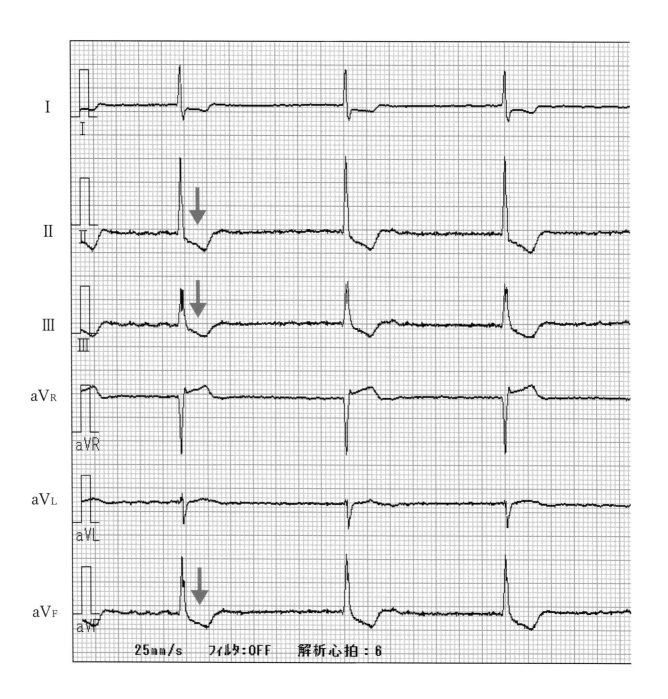

25mm/s　フィルタ:OFF　解析心拍:6

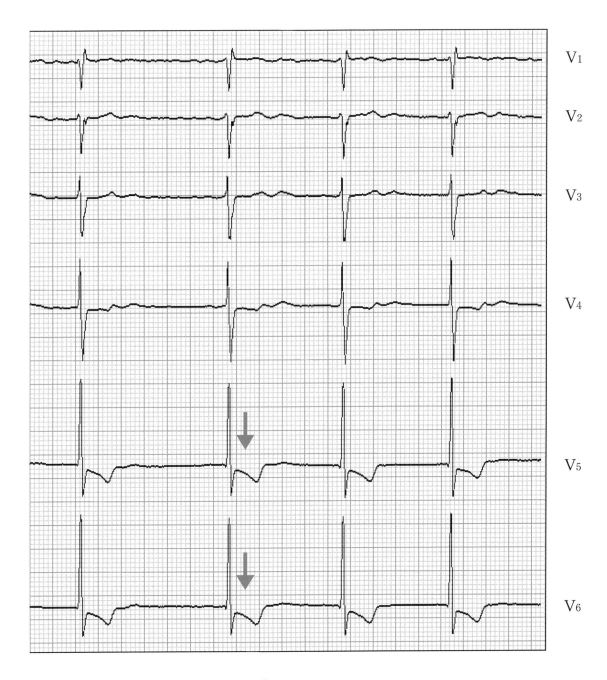

所見：II, III, aVF, V5, V6：ＳＴ低下 ⬇ ＋Ｔ波が明瞭に陰性化

冠動脈造影検査：左前下降枝近位部９９％狭窄

診断：不安定狭心症

心電図5．Question 7

高度認知症、徘徊、大腿骨骨折。整形外科術前、胸部症状なし。

下記の心電図を診断してみましょう。

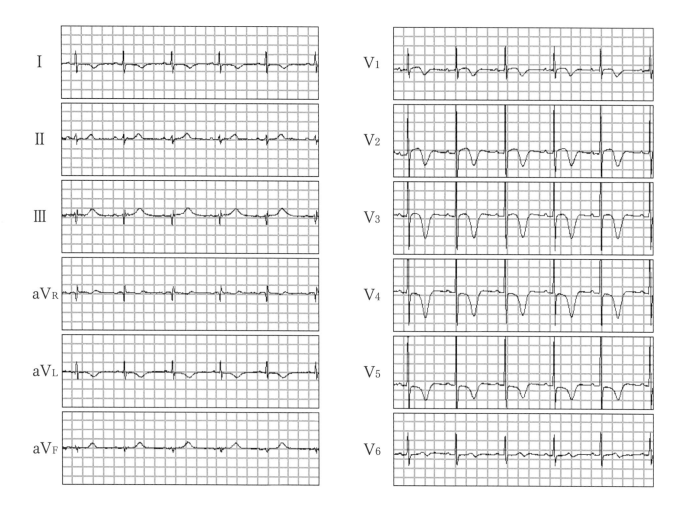

４９才男性：労作時胸部絞扼感発作の頻度増加

下記の心電図を診断してみましょう。

安静時は無症状で、そのときの心電図。

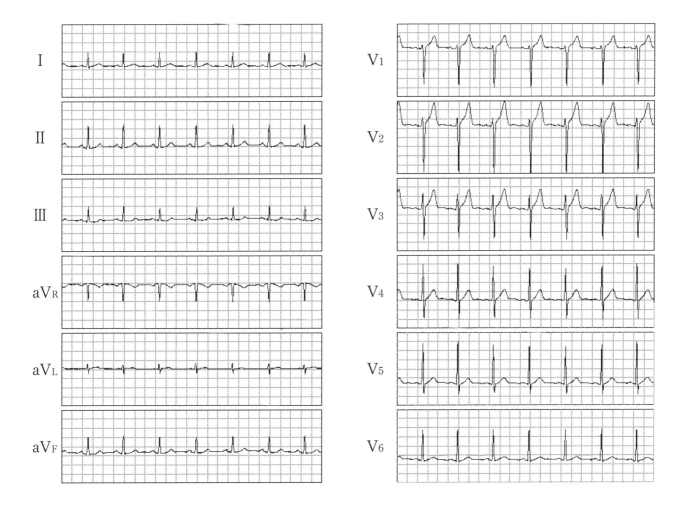

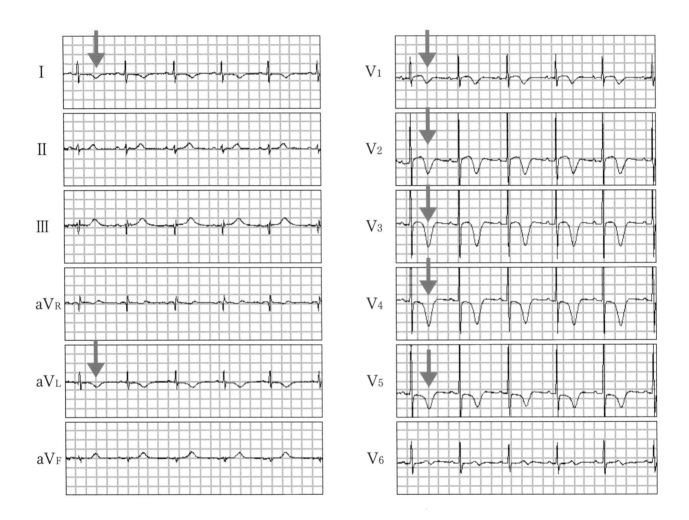

所見：広範囲の誘導 I，aV$_L$，V$_1$，V$_2$，V$_3$，V$_4$ V$_5$で巨大陰性T波

冠動脈造影検査：左前下降枝近位部99％狭窄

診断：不安定狭心症

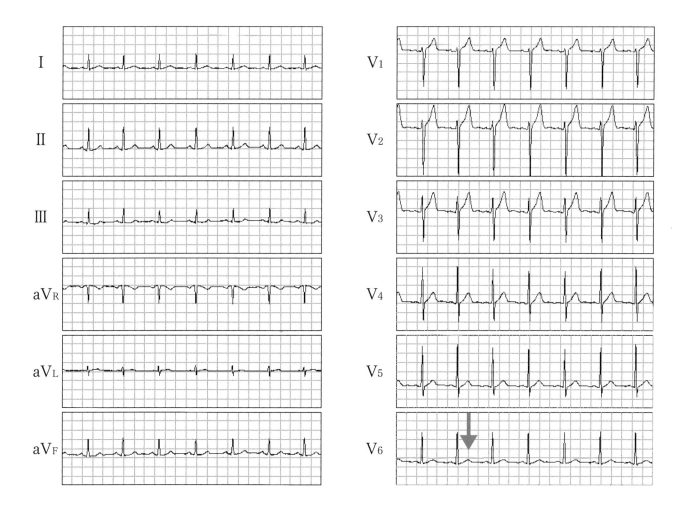

所見：V6のT波がやや低いのみで他の異常はなし

冠動脈造影検査：左前下降枝、回旋枝、右冠動脈それぞれ９９％狭窄

診断：不安定狭心症

不安定狭心症の心電図波形の原理

心電図5の陰性T波は、ページの狭心症心電図原理で示した症例Bで、運動を繰り返して頻回に強い心筋虚血が起こると強いＳＴ低下＋巨大陰性T波が形成されます。骨折で安静が得られて低下したＳＴが基線に復帰しても、陰性T波の回復には日数がかかるため残存したと考えることができます。

不安定狭心症でも、ＳＴ偏位・Ｔ波高異常がごく軽度、場合によってはまったくなく正常波形の場合もあります。心電図6は数日安静を守った効果で酸素需要に対して供給が追い付き一時的に虚血が改善しているだけで、冠動脈の強い狭窄は依然存在します。

不安定狭心症を診断するとき、一回の安静時心電図でのＳＴ-Ｔ異常の程度のみに注目するのは誤りです。**ＳＴ-Ｔ異常の程度に時間的変化がある(今後も変化する)ということに着目することが重要で、経時的に心電図をとっていくことが必要です。**

胸部症状が出ている場合は、診断のためにその症状を心電図異常より優先して考慮します。しかし、高齢、認知症、糖尿病などの原因による無症状もありえます。

なお、心臓超音波検査は左室壁運動低下が存在すれば不安定狭心症の可能性を示唆しますが、正常のときは診断にまったく役立ちません。不安定狭心症でも壁運動は正常に維持される場合があるからです。

急性心筋梗塞：冠動脈完全閉塞による貫壁性虚血の発生

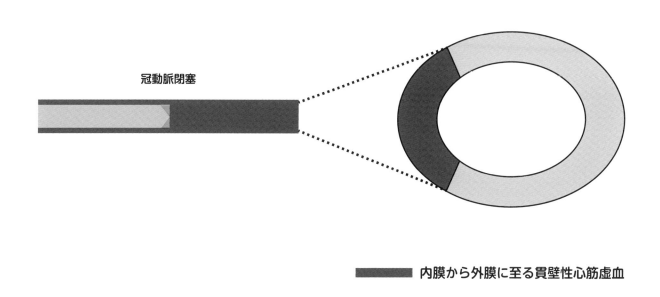

冠動脈閉塞

内膜から外膜に至る貫壁性心筋虚血

心筋梗塞発症時点から起こる傷害

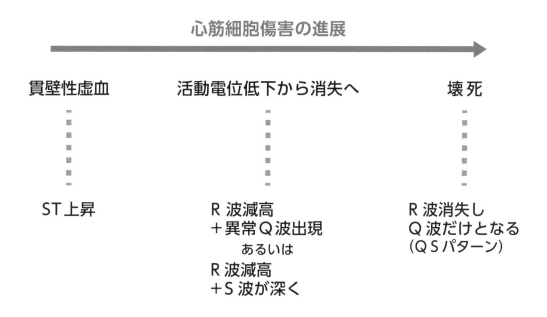

心筋細胞傷害の進展

貫壁性虚血	活動電位低下から消失へ	壊 死

ST 上昇

R 波減高
＋異常 Q 波出現
　　　あるいは
R 波減高
＋S 波が深く

R 波消失し
Q 波だけとなる
（QSパターン）

ただし、虚血・壊死に陥っている壁の目前の誘導でのみ起こる心電図変化

急性心筋梗塞の心電図経時変化 (約 1 週間)

QRSパターンの変化とST–Tの変化とその意味に注目

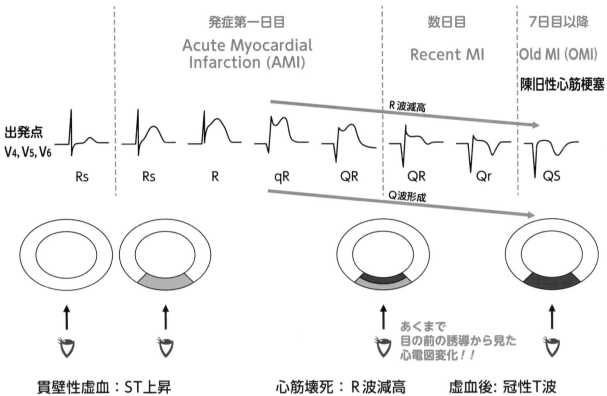

V_1, V_2が出発点のとき、もともとR波が低いので、急性期からQSパターンになりやすいです。

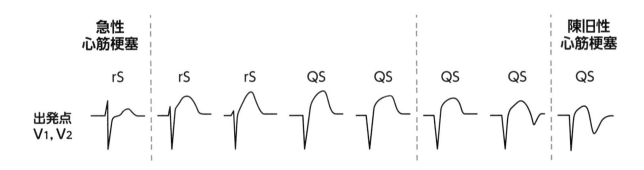

心筋梗塞の診断は心臓超音波（エコー）検査も威力を発揮します。
ある程度以上の広がりをもつ心筋梗塞は急性期から収縮能が低下（hypokinesis）、あるいは消失（akinesis）します。そして、壊死にまで至ると線維化がおこりますので壁は菲薄化し、エコー輝度が高くなります。

心筋梗塞（MI）の心電図診断

どこの壁か？		目の前の誘導
前壁中隔	anteroseptal	V₁ V₂ V₃ V₄
下　　壁	inferior	Ⅱ　Ⅲ　aV_F
側　　壁	lateral	Ⅰ　aV_L　V₅ V₆
後　　壁	posterior	（－）

目の前の誘導でのみＳＴが上昇し、異常Q波が形成されるので、12誘導の
どこで起こっているかをみることで、どこの壁の梗塞かを診断できます。

　　　範囲が広く、合併する場合：前壁中隔側壁など
　　　範囲が狭く、一部分のみの場合：V₁V₂のみ、Ⅱ Ⅲのみなど

注意点：冠動脈枝の支配パターンには個人差がかなりあります。
　　前壁中隔　　左前下降枝が多いですが、
　　　　　　　　部分的に左回旋枝や右冠動脈からも還流される人もいます。

　　下　　壁　　右冠動脈が多いですが、左回旋枝や前下降枝から還流される人もいます。

心筋梗塞の発生時期の判断には
血清心筋逸脱酵素の上昇程度も重要です

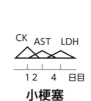
小梗塞

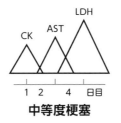
中等度梗塞

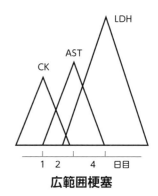
広範囲梗塞

心筋梗塞（MI）の心臓合併症

		不整脈	心破裂	うっ血性心不全
AMI	（発症1日目）	○	△	○
Recent MI	（発症3〜4日目）	○	○	○
OMI	（発症1週以上）	○	×	○

心破裂

心破裂はRecent MIに多いです。心室壁の心筋細胞が融解し炎症が起こっているために
脆弱となってるからです。OMIは線維化で硬くなり破裂は起こりません。

心破裂の様式：自由壁破裂：心タンポナーデとなりショック。

　　　　　　　　乳頭筋壊死・断裂：急性僧帽弁逆流を起こし肺水腫（収縮期雑音）。

　　　　　　　　心室中隔穿孔：左室から右室へのシャントが生じ心不全（収縮期雑音）。

下記の心電図を診断してみましょう。

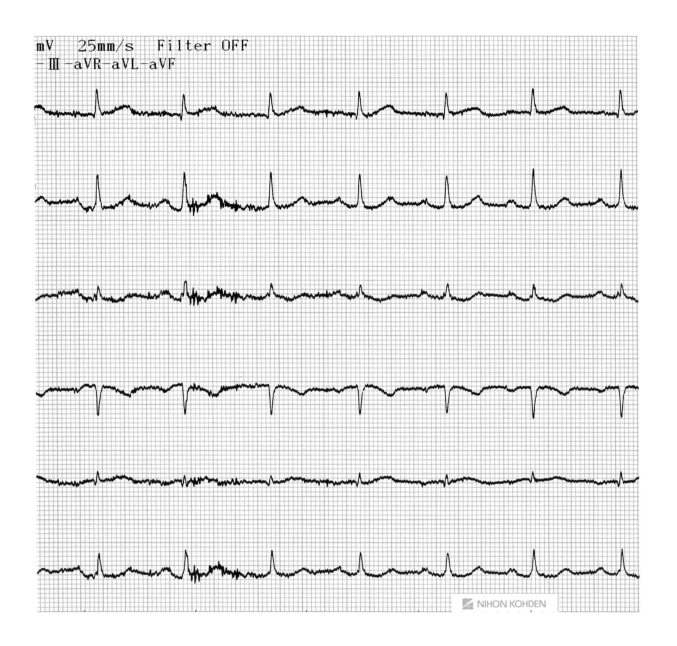

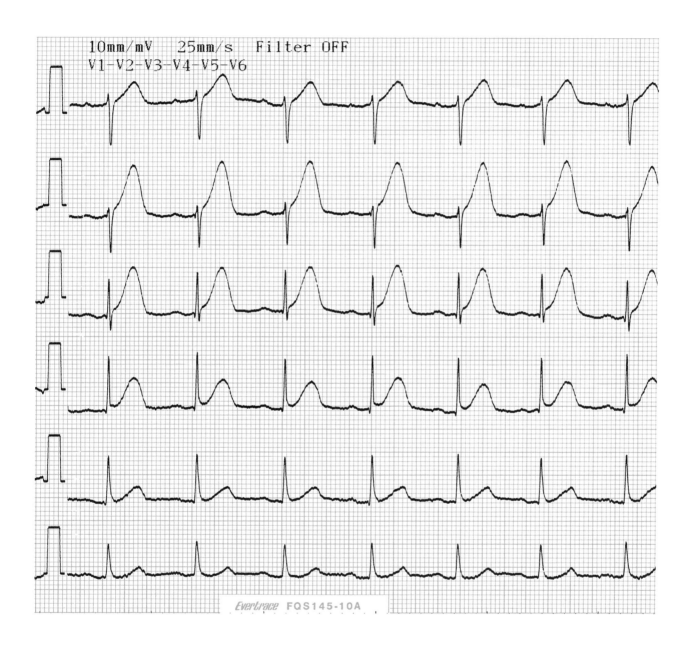

10mm/mV　25mm/s　Filter OFF
V1-V2-V3-V4-V5-V6

Evertrace FQS145-10A

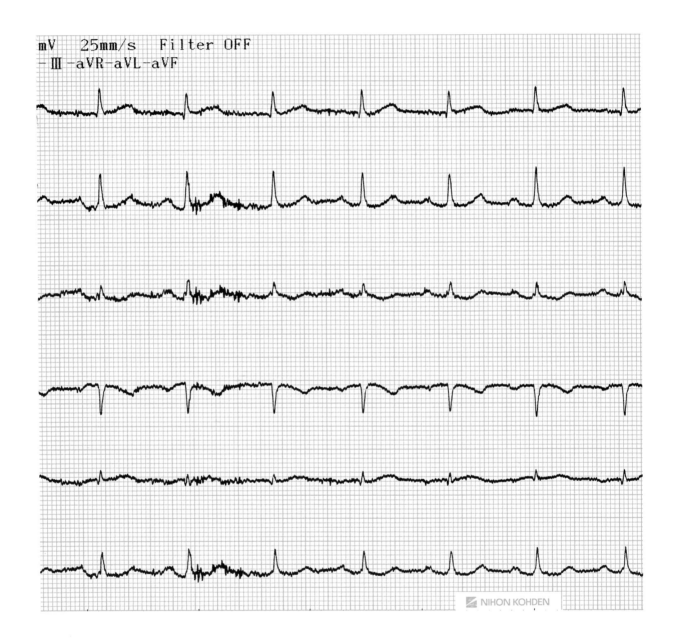

mV 25mm/s Filter OFF
-Ⅲ -aVR-aVL-aVF

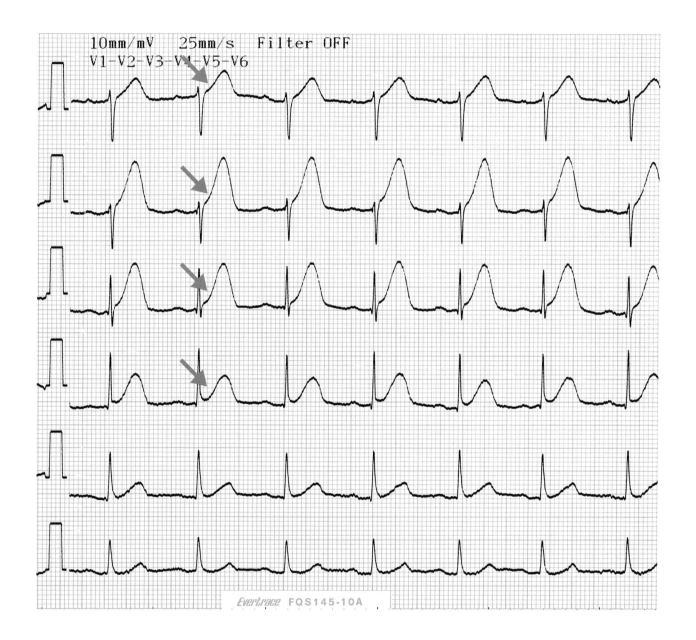

所見：V₁ V₂ V₃ V₄：ＳＴ上昇＋巨大で高いＴ波

　　（ＳＴは高くなったＴ波に引っ張り上げられるようにして上昇していきます）

診断：急性前壁中隔梗塞（超急性期です）

下記の心電図を診断してみましょう。

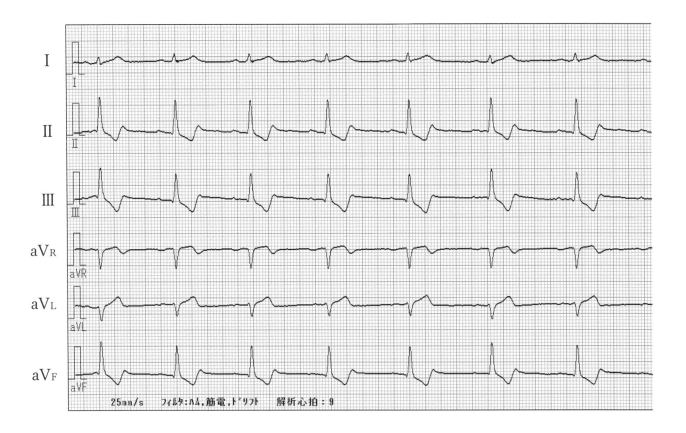

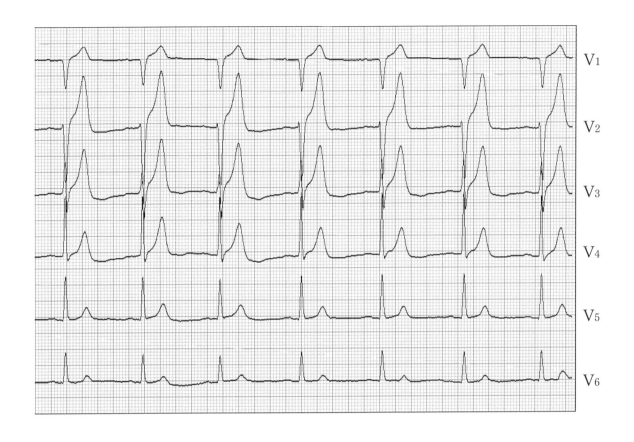

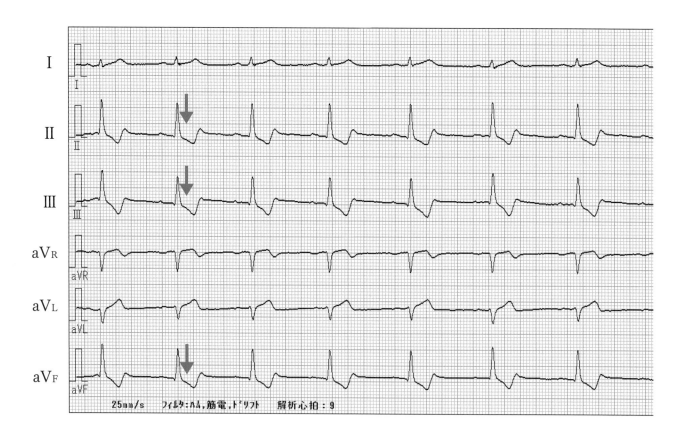

25mm/s   フィルタ:ハム,筋電,ドリフト   解析心拍:9

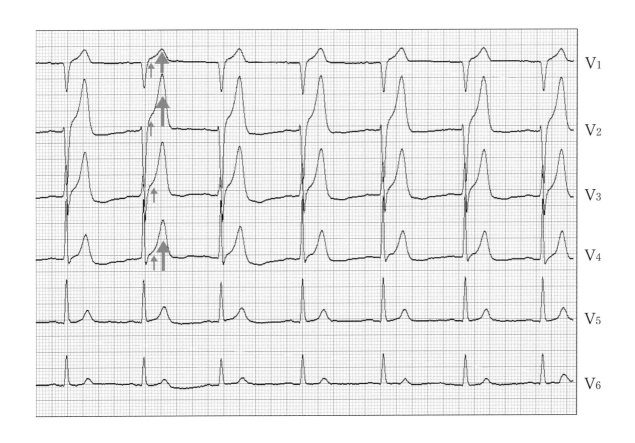

所見：V₁ V₂ V₃ ：ST上昇↑＋巨大で高いT波↑

　　　Ⅱ, Ⅲ, aVF ：ST低下↓：**鏡面像**

　　　　　　　　　（対側の壁から見ると電気的に逆転することがあります）

診断：急性前壁中隔梗塞（超急性期です）

心電図 9−1. Question 11

下記の心電図を診断してみましょう。

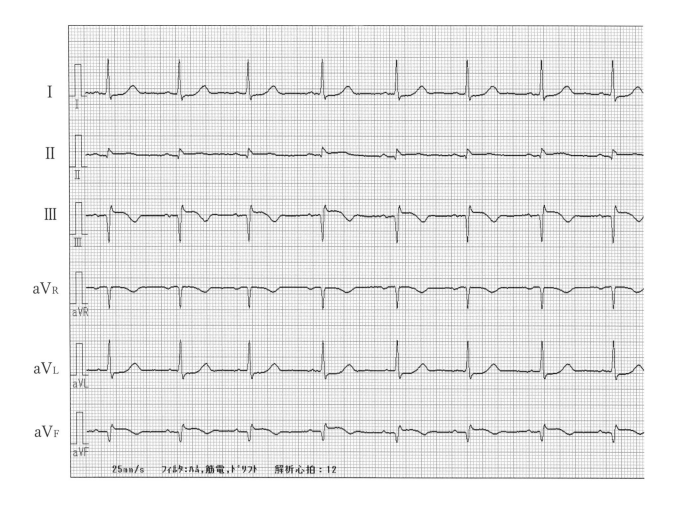

25mm/s　フィルタ:ハム,筋電,ドリフト　解析心拍:12

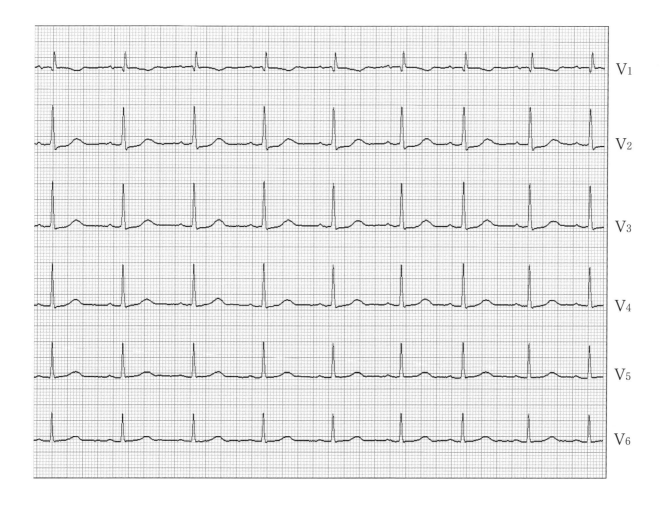

V1

V2

V3

V4

V5

V6

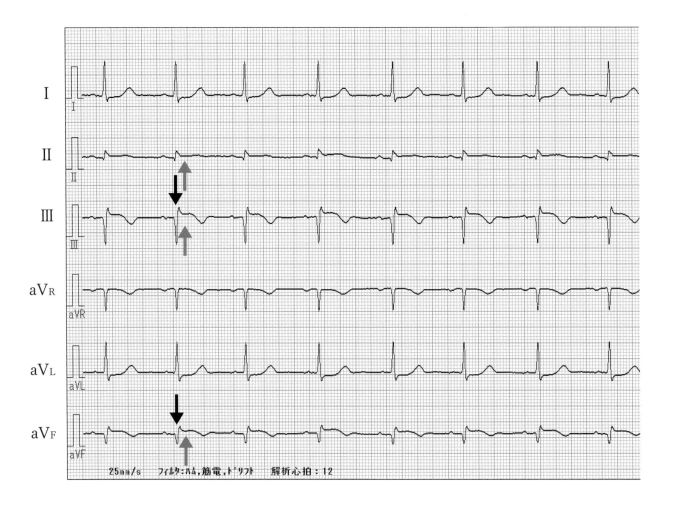

25mm/s　　フィルタ:ハム,筋電,ドリフト　　解析心拍:12

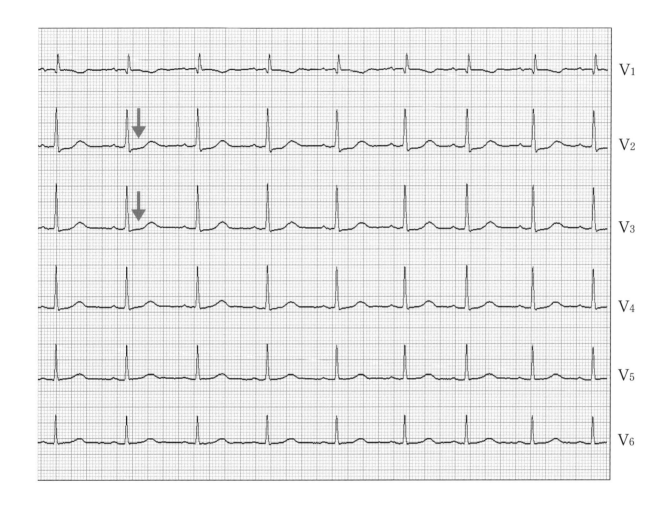

所見：II, III, aV_F：大きな異常Q波↓　ＳＴ上昇↑

　　　　V₂, V₃　　　：ＳＴ低下↓：鏡面像

診断：数日前発症の下壁梗塞

下記の心電図を診断してみましょう。

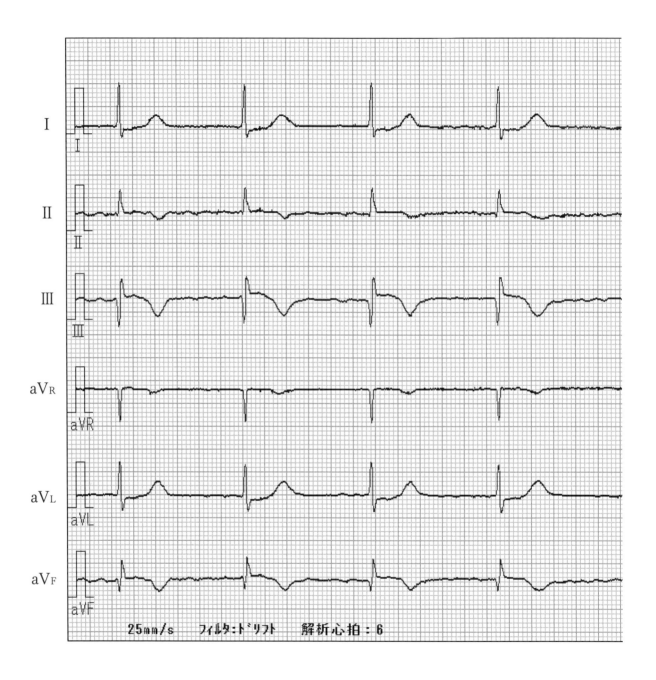

25mm/s　　フィルタ:ドリフト　　解析心拍：6

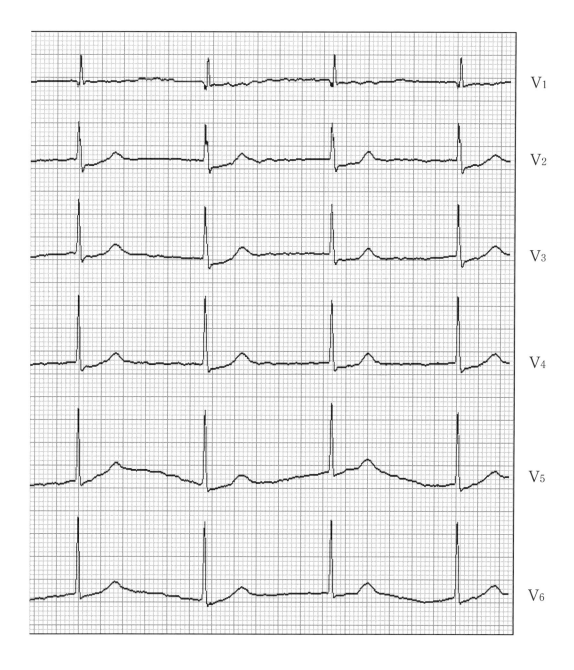

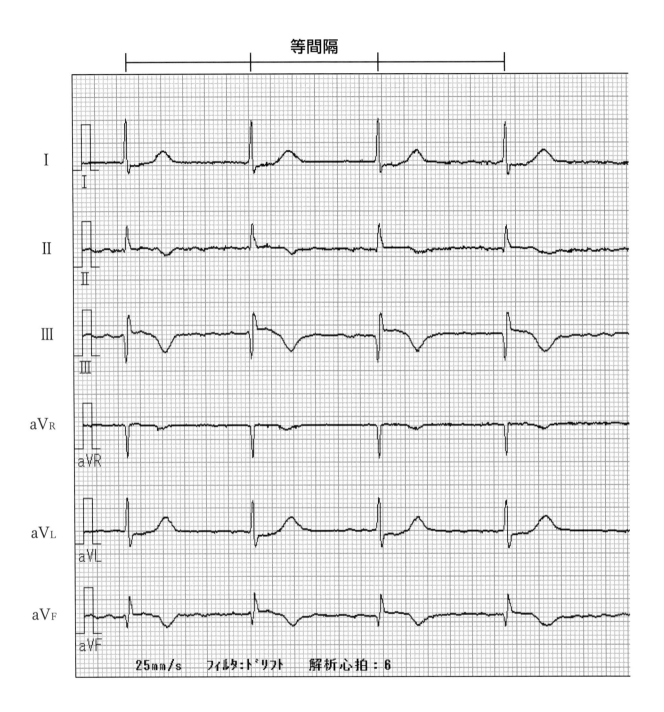

等間隔

I

II

III

aVR

aVL

aVF

25mm/s　フィルタ:ドリフト　解析心拍 : 6

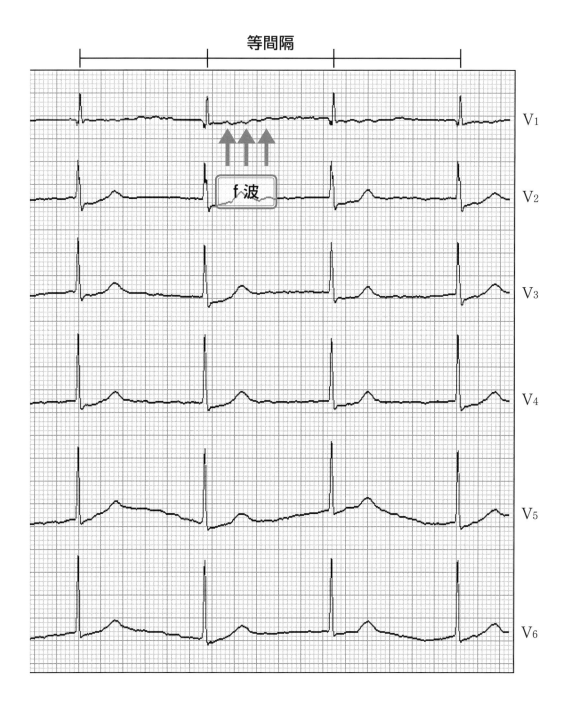

等間隔

f波

V₁
V₂
V₃
V₄
V₅
V₆

所見：P波認めず、細動波あり、R－R間隔 整、徐脈（HR＝54）
　　診断：心房細動＋完全房室ブロック
　　下壁梗塞では経過中に房室ブロックを合併することも多いです。
　　また、Ⅱ, Ⅲ, aVFのST上昇は上に凸の形が明瞭になりました。

下記の心電図を診断してみましょう。

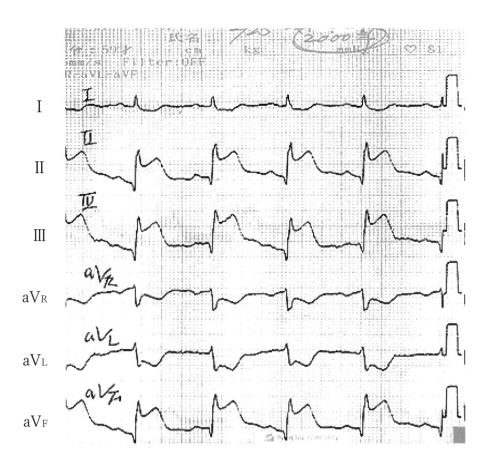

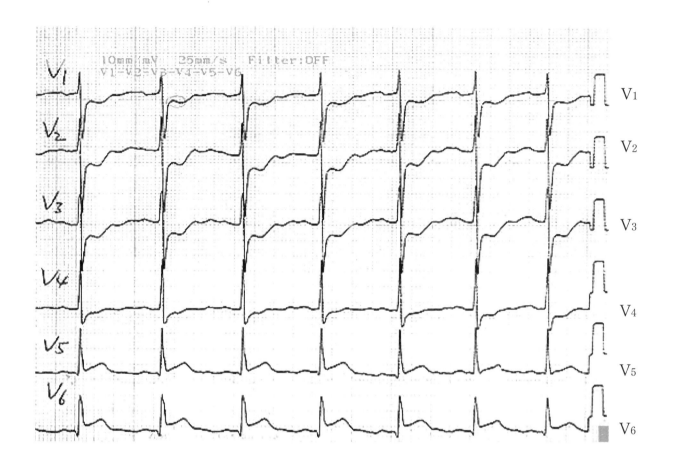

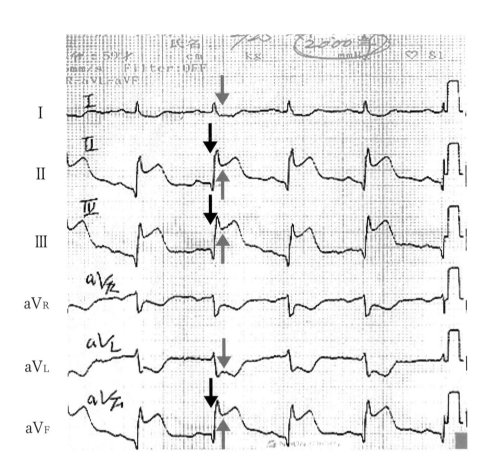

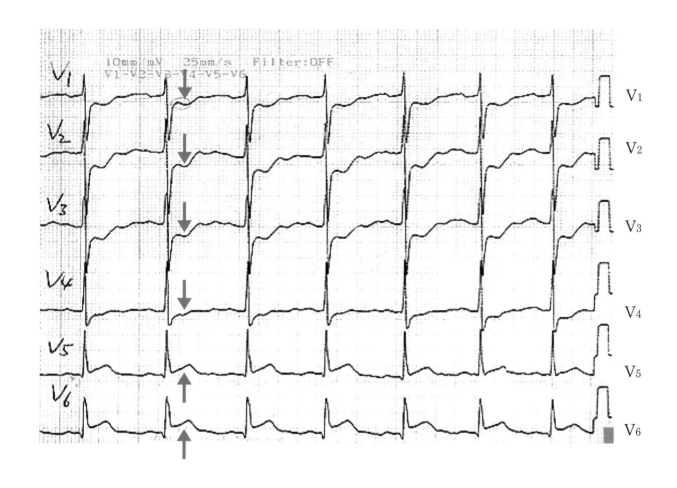

所見：II, III, aVF：qR 小さな異常Q波⬇、ST上昇⬆　V5, V6：ST上昇⬆

　　　I, aVF, V1, V2, V3, V4：ST低下⬇は鏡面像

診断：急性下側壁梗塞

下記の心電図を診断してみましょう。

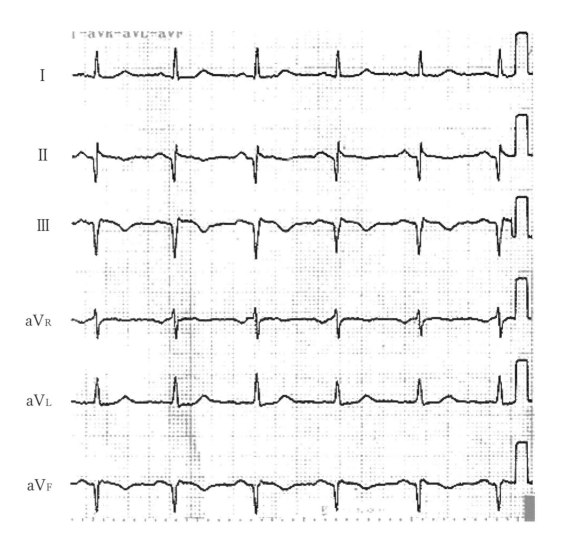

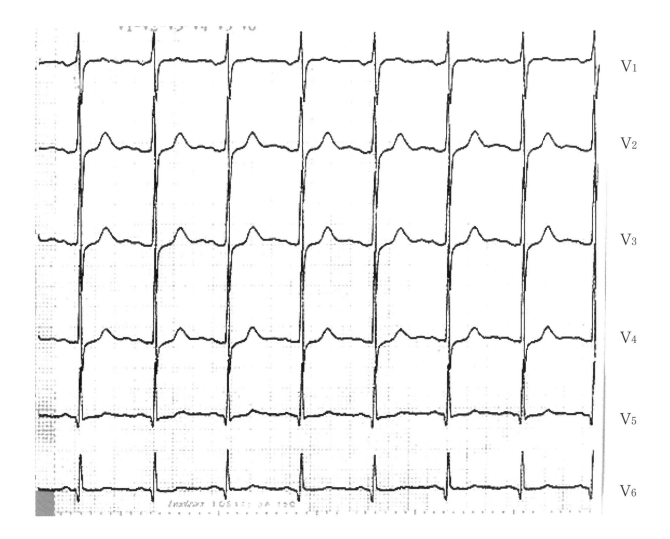

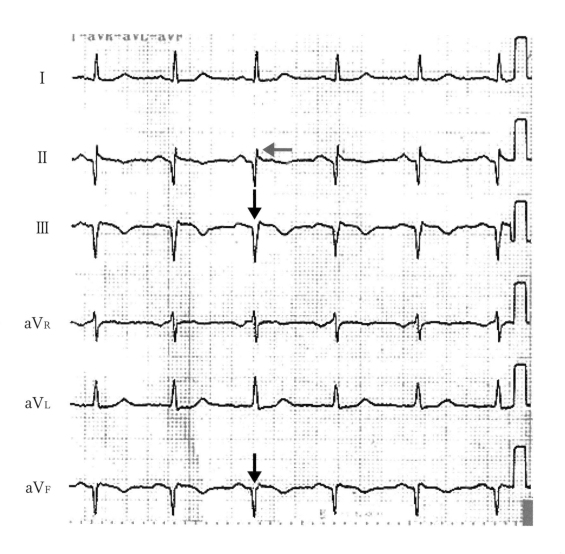

陳旧性期であるにもかかわらず、ⅡがＱＳでなくＱｒである原因は？

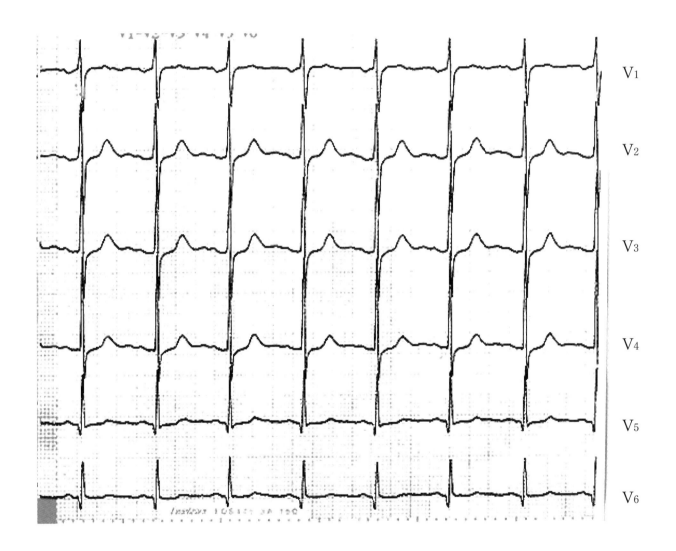

所見：⬇ Ⅲ, aVF：QSパターン、ST上昇、陰性T

　　　⬅ Ⅱ：QSでなくQr：rの分だけ生きている **(部分壊死)**。考えられる機序は？

1．発症数日目に、閉塞していた責任冠動脈枝が再疎通した。

2．責任冠動脈枝が狭窄状態のときに側副血行路が発達した。

3．下壁は生来、責任冠動脈枝以外からも血流が入り込んでいた。
　（多枝支配）

心電図 11. Question 15

下記の心電図を診断してみましょう。

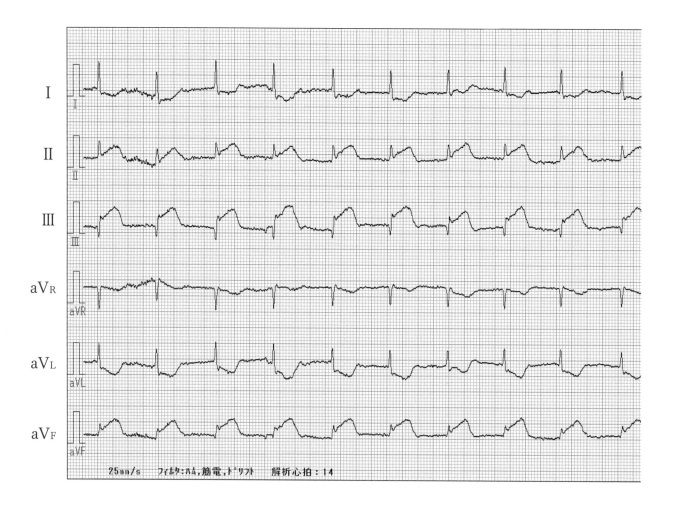

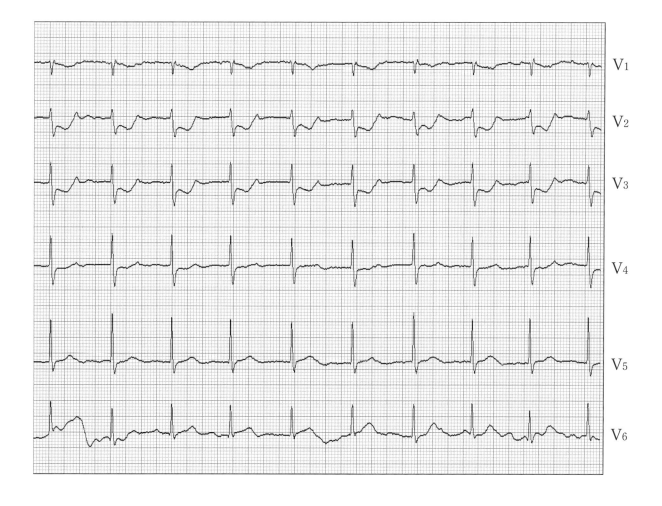

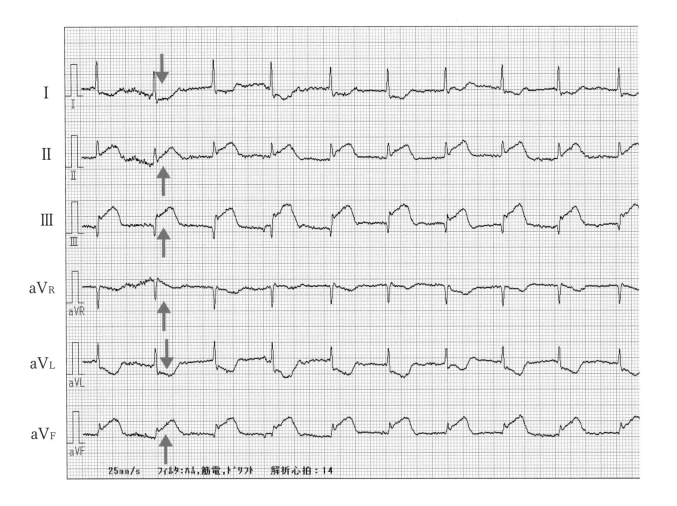

25mm/s　　フィルタ:ハム,筋電,ドリフト　　解析心拍:14

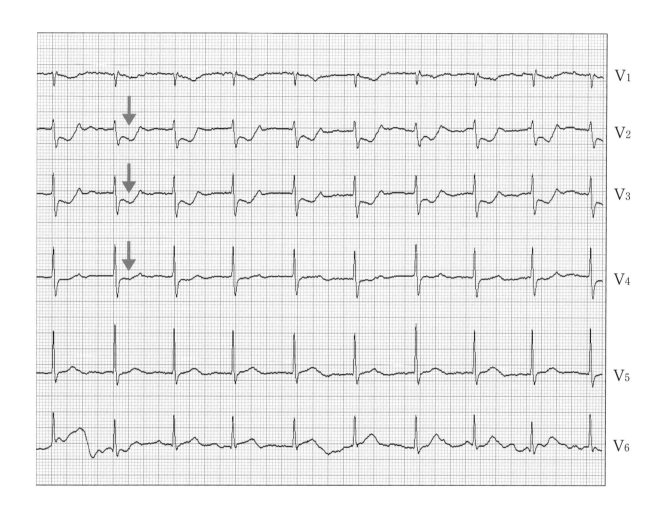

所見：II，III，aVF：ＳＴ上昇⬆（上に凸の形に上昇しています）

　　　I，aVL V2，V3，V4：ＳＴ低下⬇(鏡面像)

診断：急性下壁梗塞

本朝ショック（血圧＝70㎜Hg）で救急搬送。それまで胸部症状まったく訴えず。エコーで心タンポナーデ（心破裂から生じた）と診断。

下記の心電図を診断してみましょう。

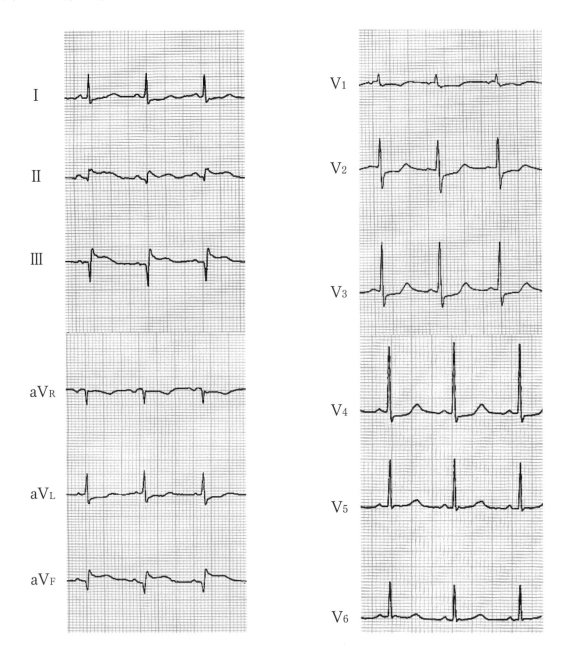

実は、数日前発症の後下壁梗塞

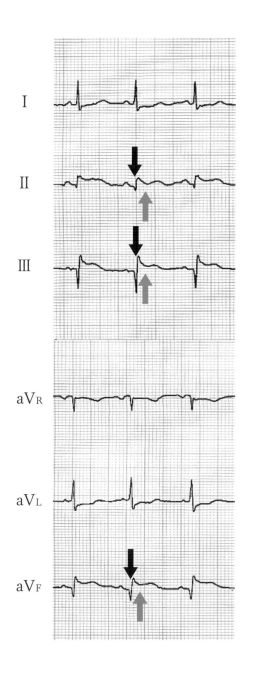

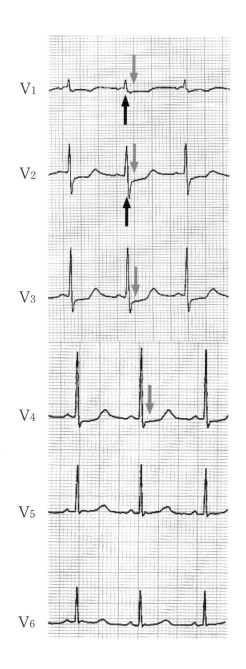

Ⅱ, Ⅲ, aVF：Ｑｒ↓＋ＳＴ上昇↑

Ｑ：壊死　ｒ：生存

発症数日目の下壁梗塞

Ｖ1, Ｖ2, Ｖ3, Ｖ4：ＳＴ低下↓（鏡面）

Ｖ1, Ｖ2：ＲＳ↑

Ｒ波が高すぎる：後壁梗塞のサイン

冠動脈造影：左回旋枝近位部閉塞 ＋ 左主幹部狭窄

緊急冠動脈バイパス手術と破裂壁縫合で救命しました。

心電図 13. Question 17

下記の心電図を診断してみましょう。

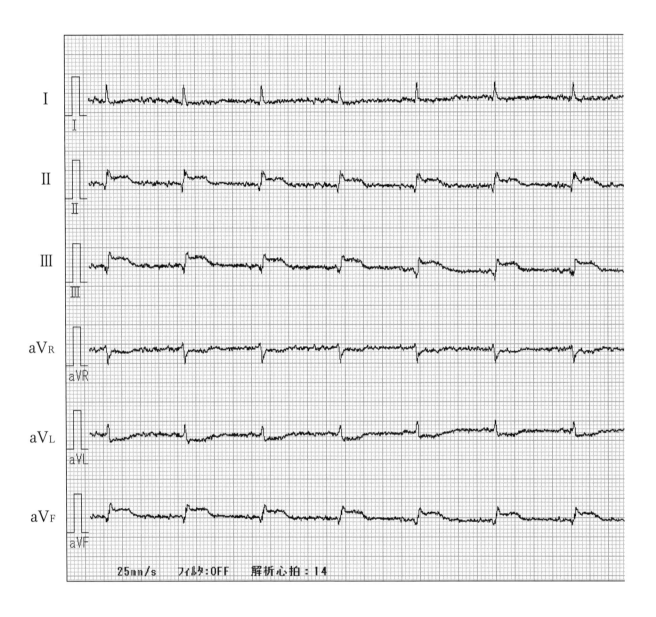

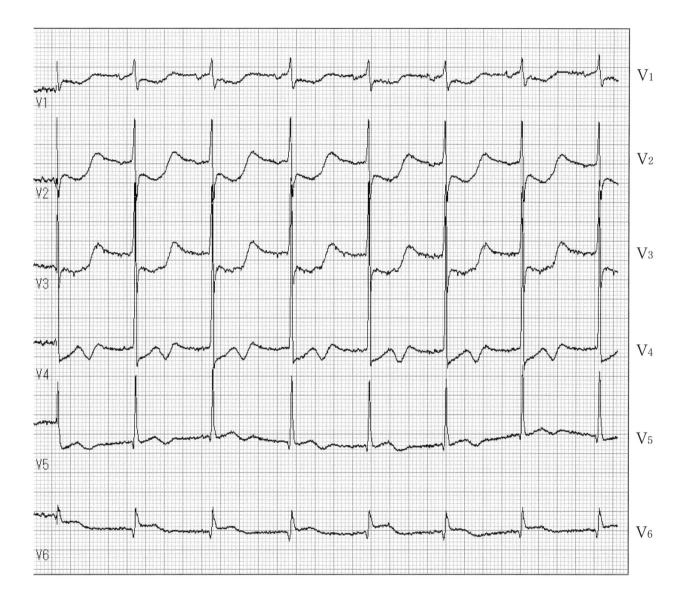

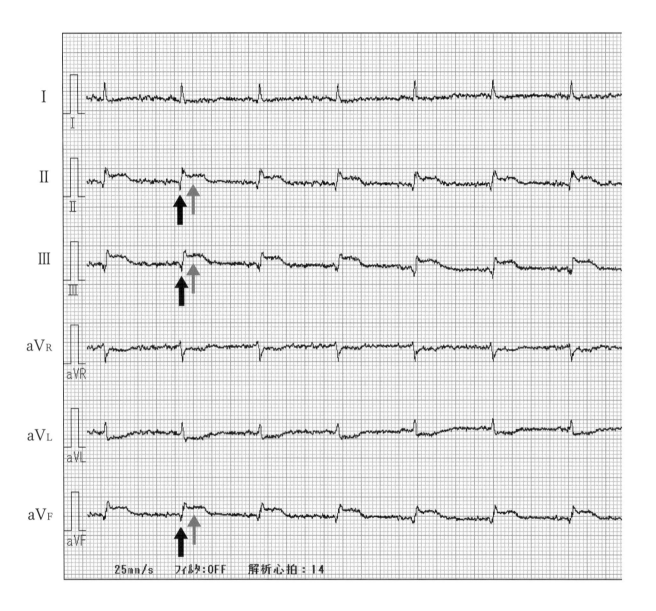

25mm/s　フィルタ:OFF　解析心拍:14

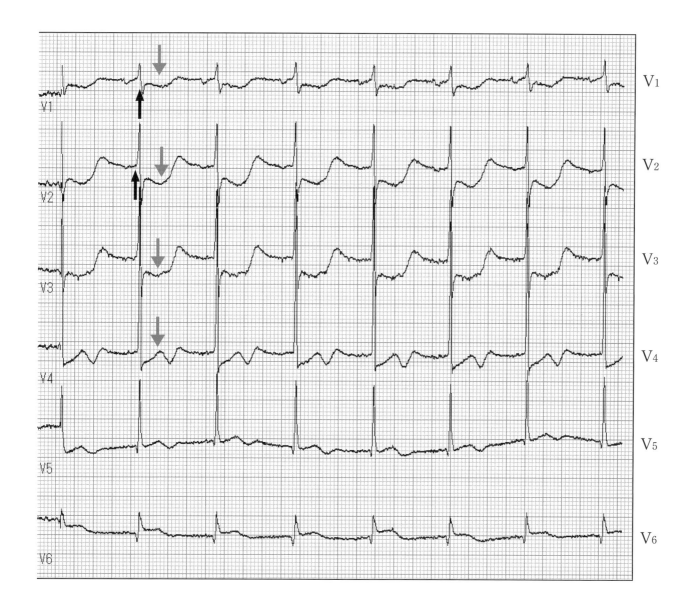

所見：Ⅱ, Ⅲ, aVF：Qr⬆＋ST上昇⬆：下壁梗塞

　　　　Ⅰ, aVL, V₁, V₂, V₃, V₄：ST低下⬇(鏡面像)

　　　　V₁, V₂：RS⬆：R波が高すぎる：後壁梗塞のサイン

冠動脈造影：左回旋枝近位部閉塞

診断：数日前発症の後下壁梗塞

後壁梗塞におけるQRS波の変化を理解するために

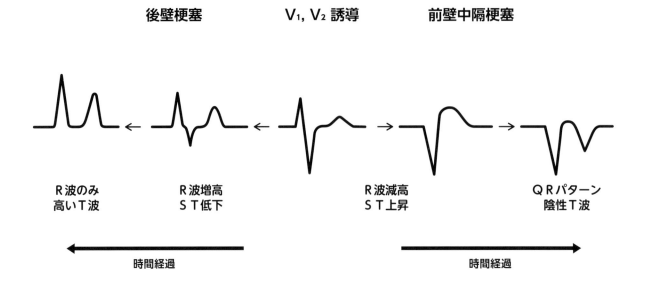

後壁梗塞　　　　　　V₁, V₂ 誘導　　　　　前壁中隔梗塞

R波のみ　　　　　　R波増高　　　　　　　　R波減高　　　　　　　QRパターン
高いT波　　　　　　ST低下　　　　　　　　ST上昇　　　　　　　　陰性T波

← 時間経過 →　　　　　　　　　　　　　　時間経過 →

V₁, ₂ から見た起電力

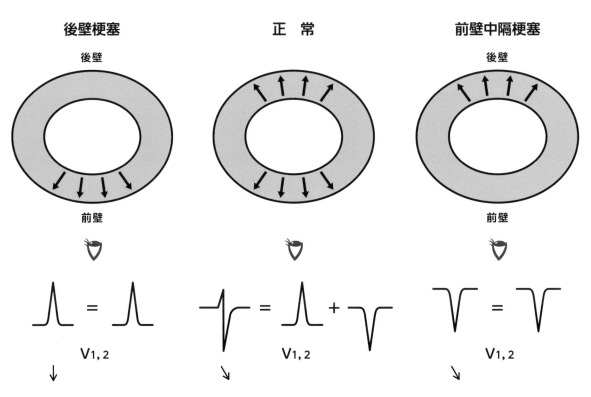

後壁梗塞　　　　　　正　常　　　　　　前壁中隔梗塞

後壁　　　　　　　　　後壁　　　　　　　　後壁

前壁　　　　　　　　　前壁　　　　　　　　前壁

V₁, ₂　　　　　　　V₁, ₂　　　　　　　V₁, ₂

梗塞で後壁の起電力が消失すると、前壁の向かってくるプラスの起電力のみ残ります。

正常のQRSパターンは前壁の向かってくる起電力と後壁の去っていく起電力の和で形成されていると考えられます。

梗塞で前壁の起電力が消失すると、後壁の去っていくマイナスの起電力のみ残ります。

下記の心電図を診断してみましょう。

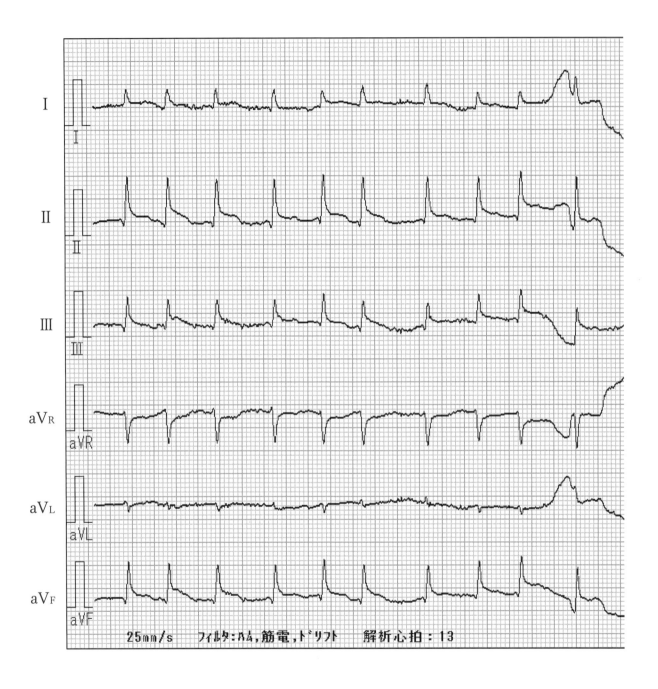

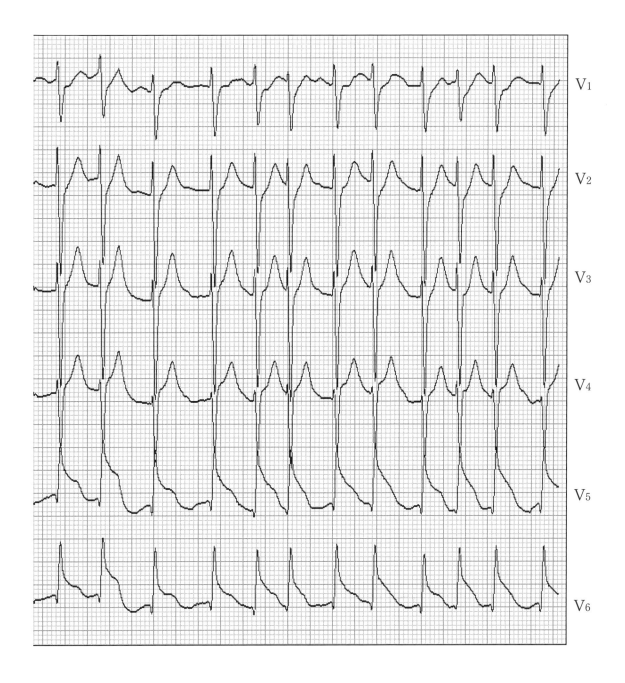

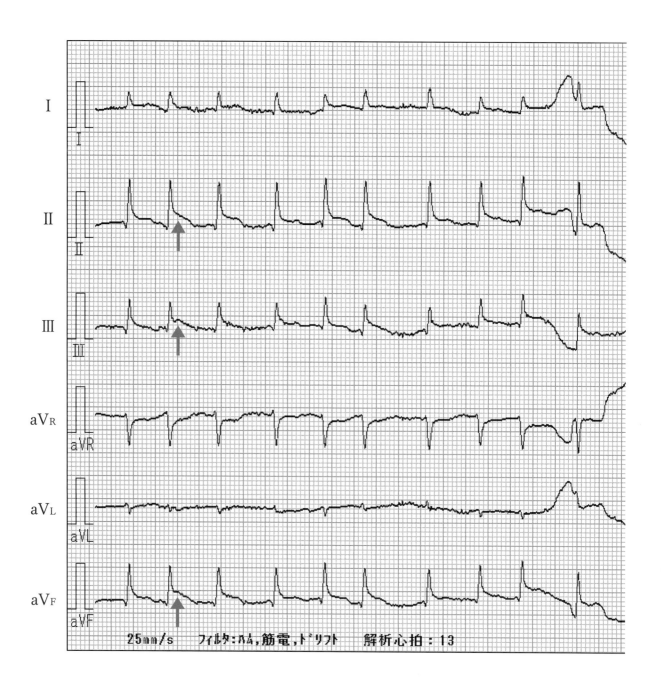

25mm/s　フィルタ:MM,筋電,ドリフト　解析心拍:13

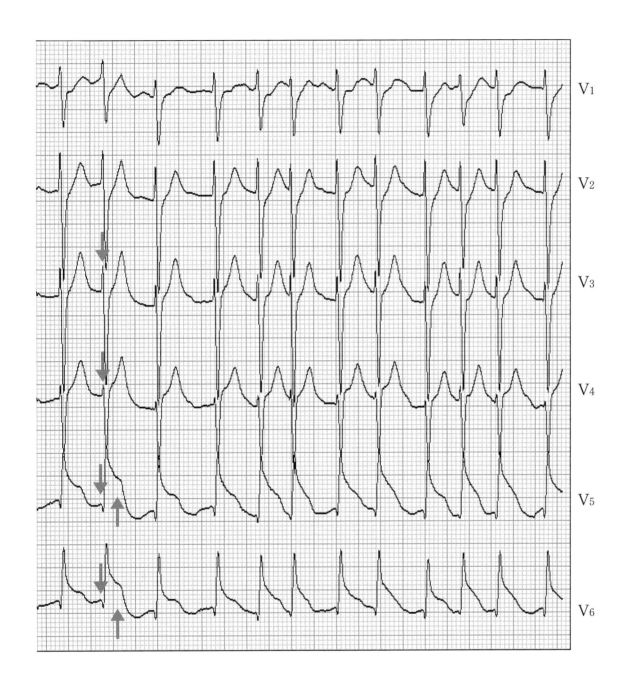

所見：V₃, V₄：R波増高不良⬇, V₅, V₆：R波消失⬇

（高い陽性波はＳＴ上昇によるものです）

Ⅱ, Ⅲ, aVₓ, V₅, V₆ ＳＴ上昇⬆（上に凸の形で上昇しています）

診断：急性下側壁梗塞 ＋ 前壁中隔の一部梗塞

下記の心電図を診断してみましょう。

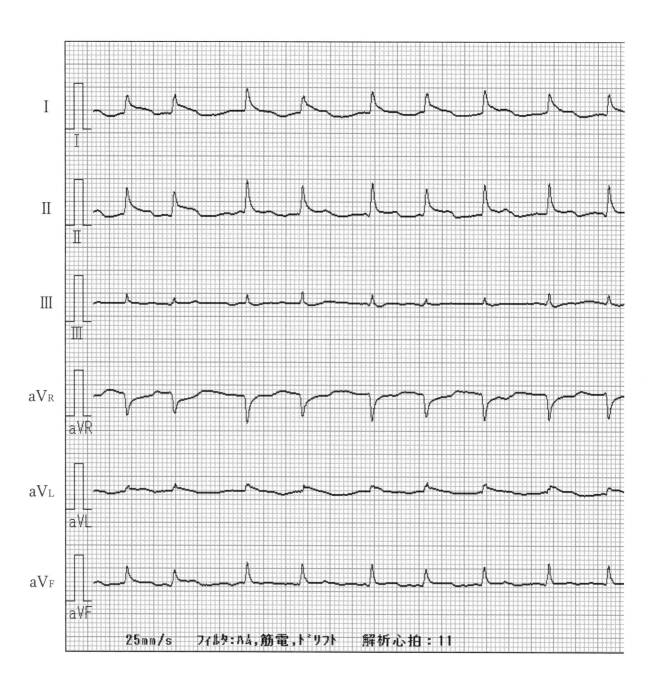

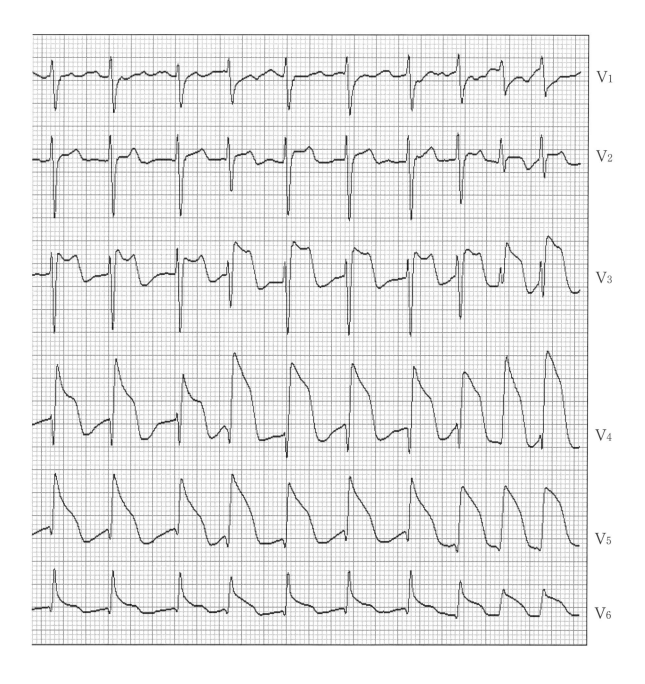

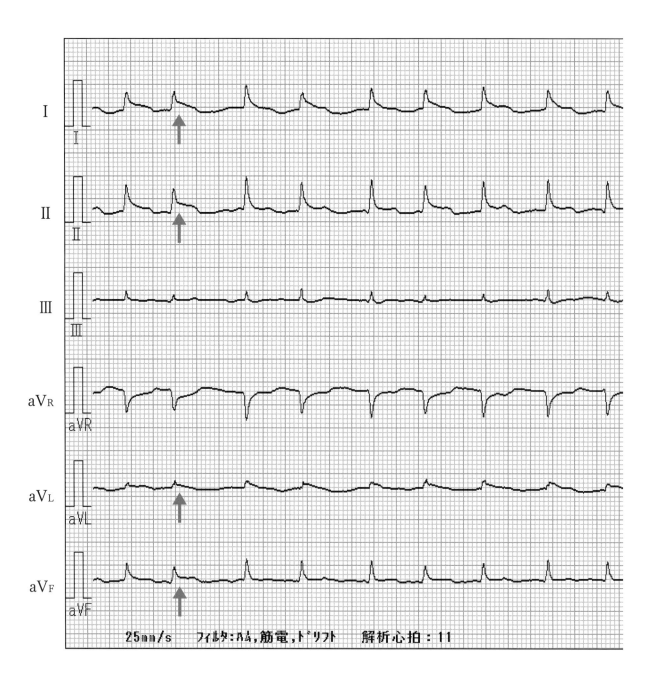

I

II

III

aVR

aVL

aVF

25mm/s　フィルタ:AA,筋電,ドリフト　解析心拍：11

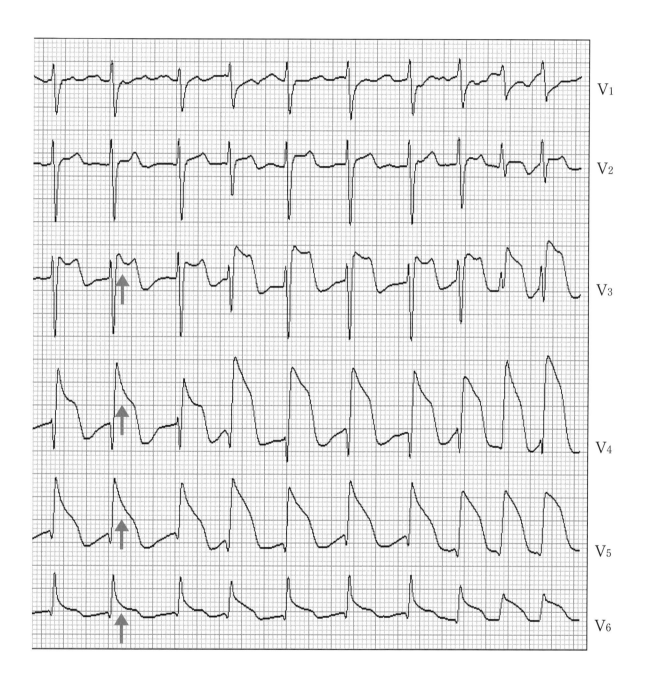

所見：Ⅰ，Ⅱ，aVL，aVF，V3，V4，V5，V6 ＳＴ上昇
　　　（上昇の程度が増強し範囲が拡大）
診断：急性下側壁梗塞＋前壁中隔梗塞：梗塞範囲の拡大

心電図 14−3．Question 20

下記の心電図を診断してみましょう。

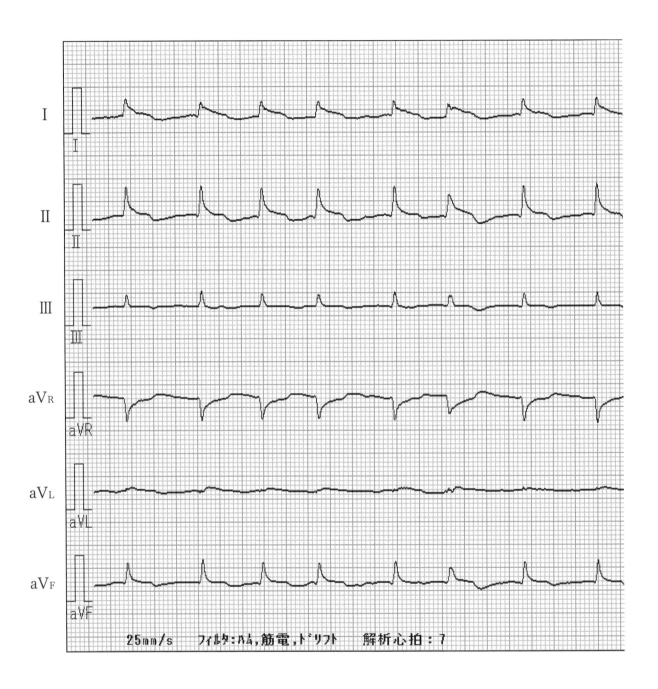

25mm/s　　フィルタ:ΛΛ,筋電,ドリフト　　解析心拍:7

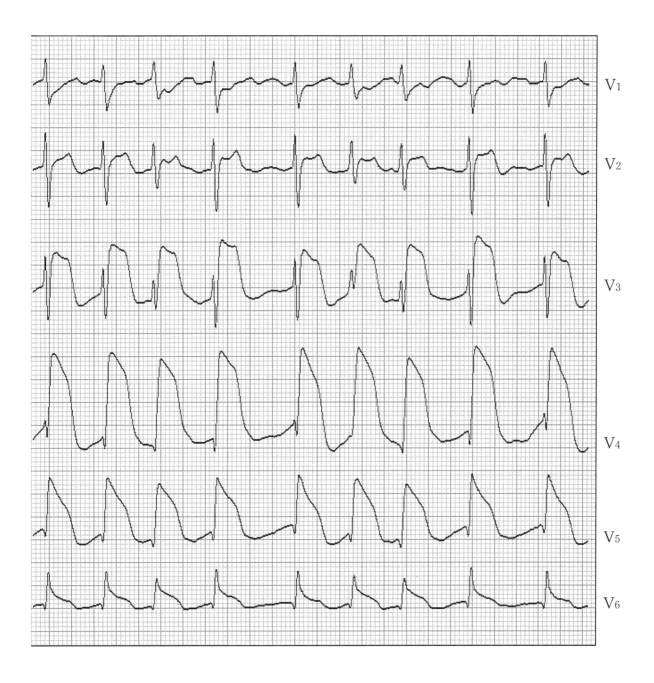

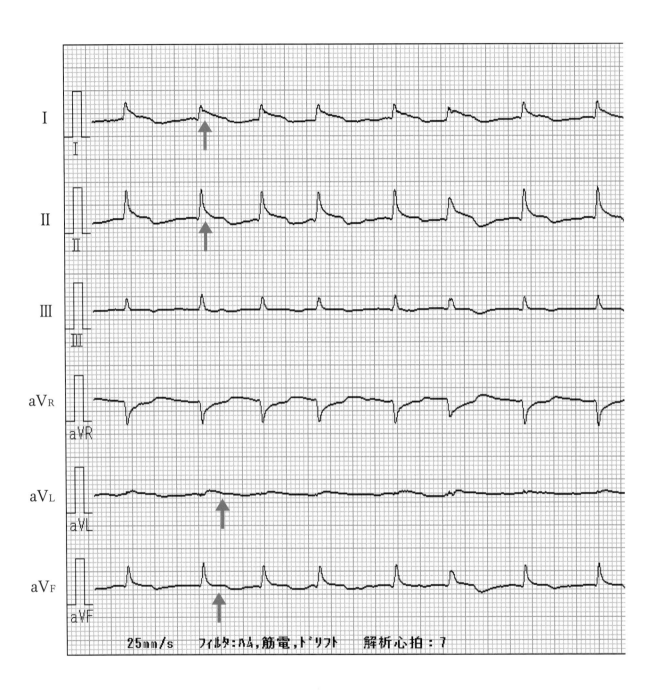

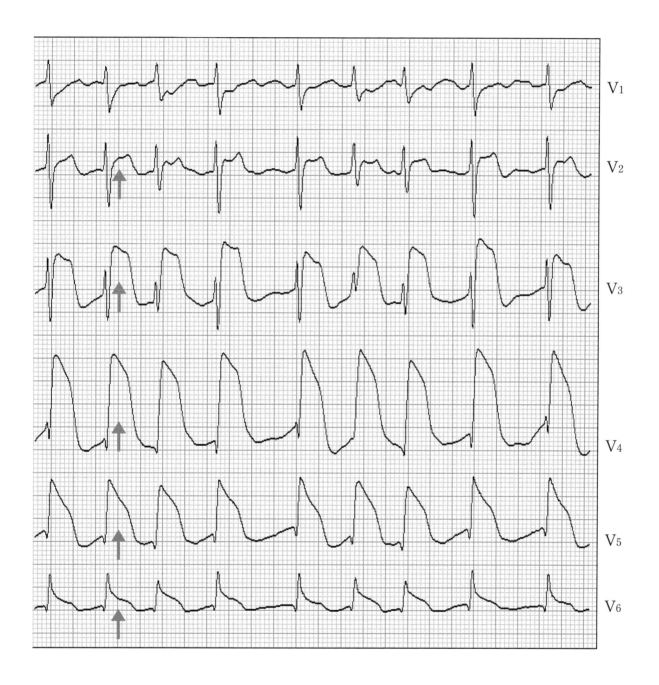

所見：I，II，aVL，aVF，V2，V3，V4，V5，V6　ST上昇⬆︎：

診断：急性前壁中隔側壁下壁梗塞：梗塞範囲のさらなる拡大

本症例はうっ血性心不全のため、死亡しました。

心電図 15. Question 21

下記の心電図を診断してみましょう。

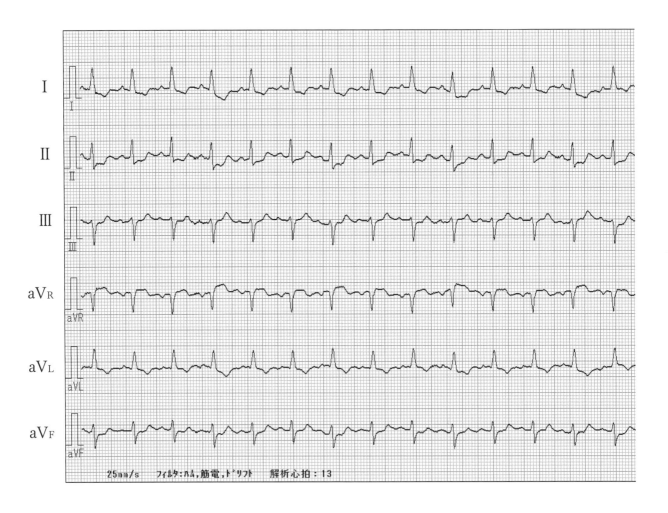

25mm/s　フィルタ:ハム,筋電,ドリフト　解析心拍:13

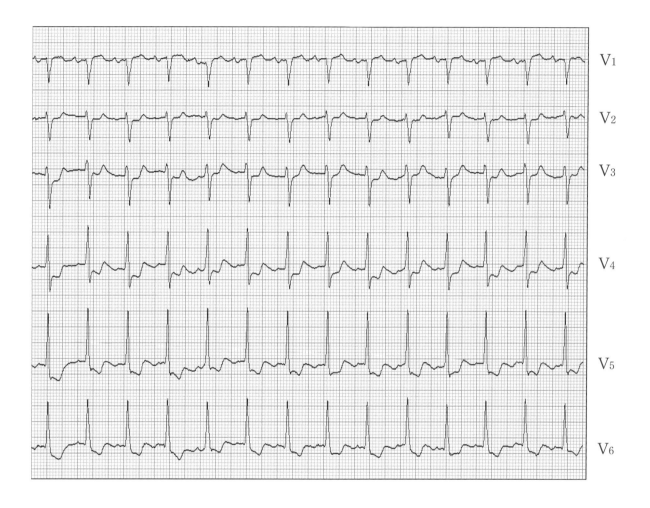

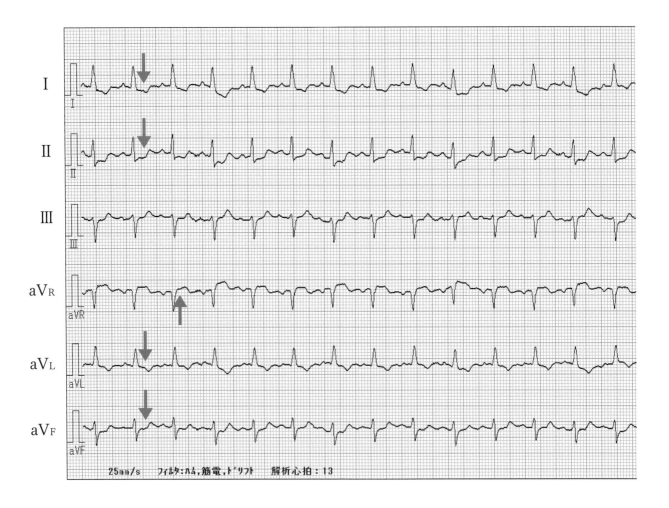

25mm/s　フィルタ:ハム,筋電,ドリフト　解析心拍:13

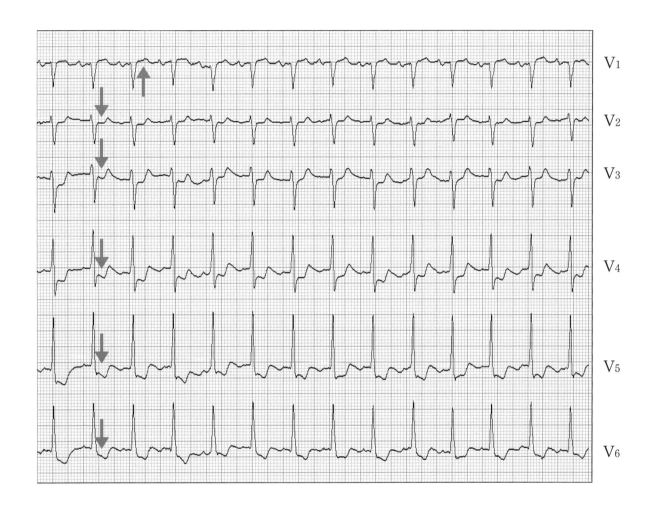

所見：Ⅰ，Ⅱ，aVL，aVF，V₁，V₂，V₄，V₅，V₆ ＳＴ低下⬇　　　aVR，V₁：ＳＴ上昇⬆

冠動脈造影所見：**左冠動脈主幹部**高度狭窄

診断：急性心筋梗塞

　　　広範囲虚血のためＳＴ上昇が電気的に打ち消し合う

自然再疎通した、あるいは PCI により再疎通させた場合

約一週間

急性心筋梗塞　　　　　　　　　　　　　　　　　　　　　陳旧性心筋梗塞

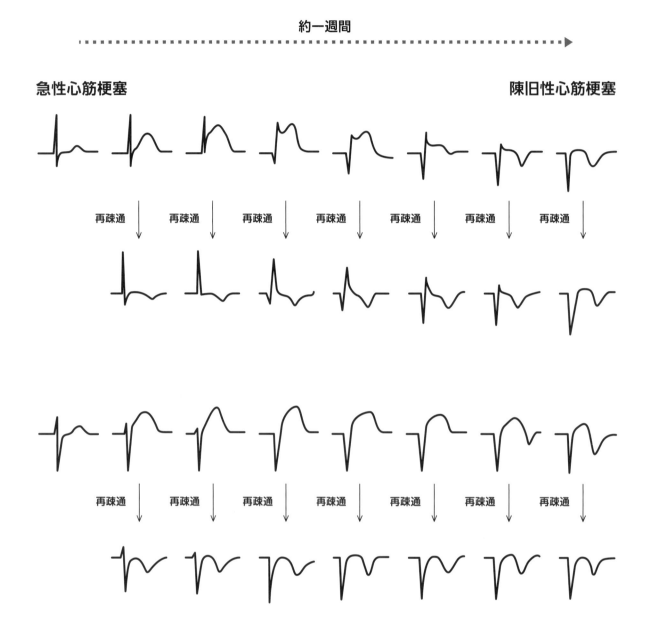

P180：急性心筋梗塞の経時的変化において、もしそれぞれの時点で再疎通したら？
・ＳＴが基線に復帰します。
・Ｔ波が陰性化します。

ＱＲＳ波については、一般にそのときのＱ波－Ｒ波（壊死－生存）の関係を保ったまま慢性期に至ると考えられます。つまり壊死したサインであるＱ波はずっとそのままであると考えます。

８３才女性　外来通院時の症状と心電図の経過

下記の心電図を診断してみましょう。

① 2013　1/18　無症状

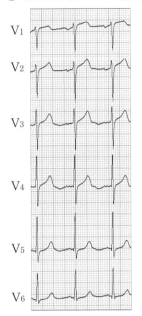

② 2013　2/5　安静時胸痛発作

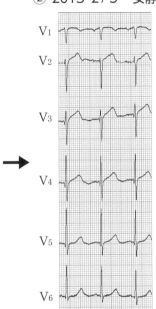

③ 2013　2/26　労作時胸痛

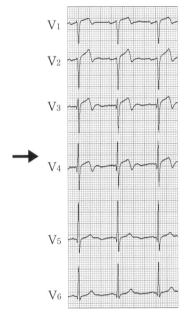

④ 2014　5/31　労作時胸痛

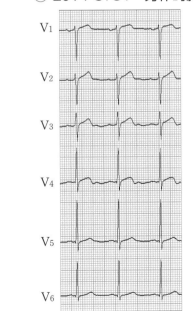

⑤ 2014 9/22　労作時胸痛

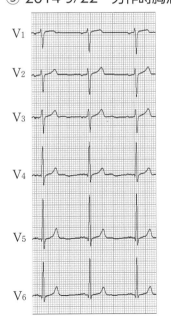

８３才女性

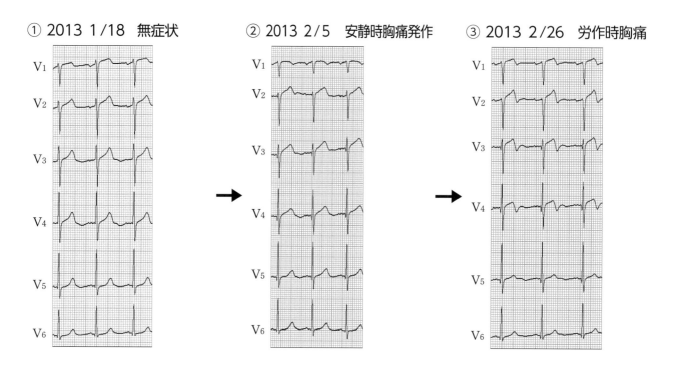

① 2013 1/18 無症状

② 2013 2/5 安静時胸痛発作

③ 2013 2/26 労作時胸痛

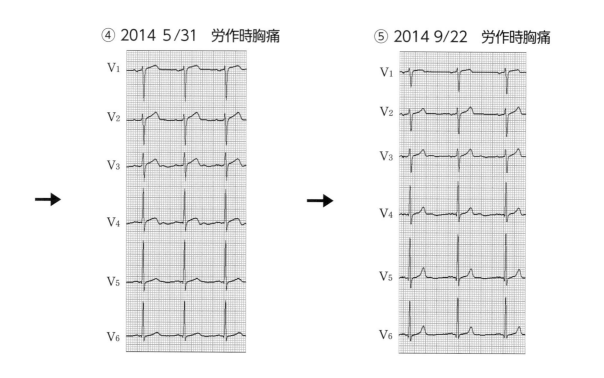

④ 2014 5/31 労作時胸痛

⑤ 2014 9/22 労作時胸痛

① 正常心電図

→

② V₁, V₂, V₃：R波増高不良
V₃, V₄：異常Q波
V₂, V₃, V₄：ST上昇

→

③ V₁, V₂, V₃, V₄：
2相性T波（陽性－陰性）

→

④ V₁, V₂, V₃, V₄：R波高回復
：異常Q波消失
：ST上昇回復
：陰性T波回復

→

⑤ ほぼ正常心電図

心電図の経過をまとめますと、STが上昇して異常Q波が出現しました（診断：急性前壁中隔梗塞）が、T波の後半が陰性化（T terminal inversion）して、STが元通り回復し、異常Q波は消失しました。

本症例は冠動脈造影所見から、側副血行路が発達して壊死が回避できたことがわかりました。しかし狭心症レベルの虚血は残存しています。
このように症例によっては、**異常Q波もR波減高も壊死を意味しないことがあります。**
これは電気的活動が抑制されただけで細胞は生きている状態(electrical stunning)と考えられます。壊死の一歩手前です。血流が増加すれば電気活動も回復して、R波が復活し異常Q波は消失します。

下記の心電図を診断してみましょう。

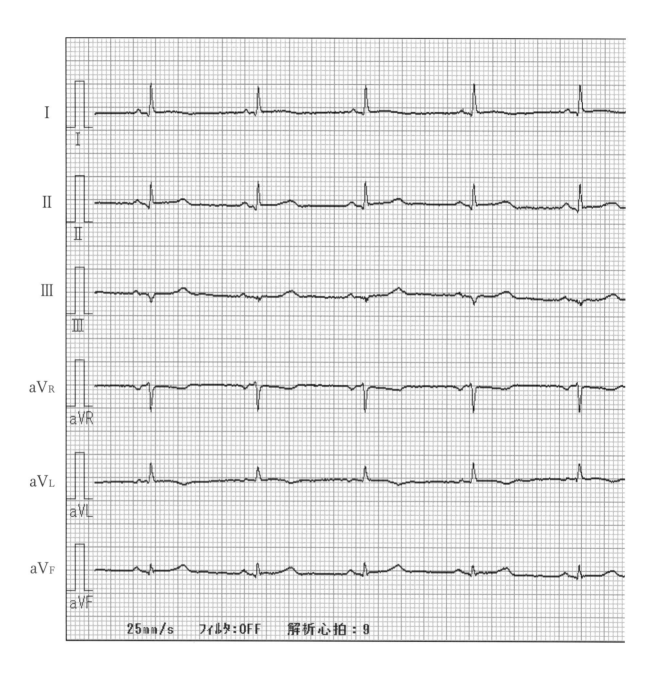

25mm/s　フィルタ:OFF　解析心拍:9

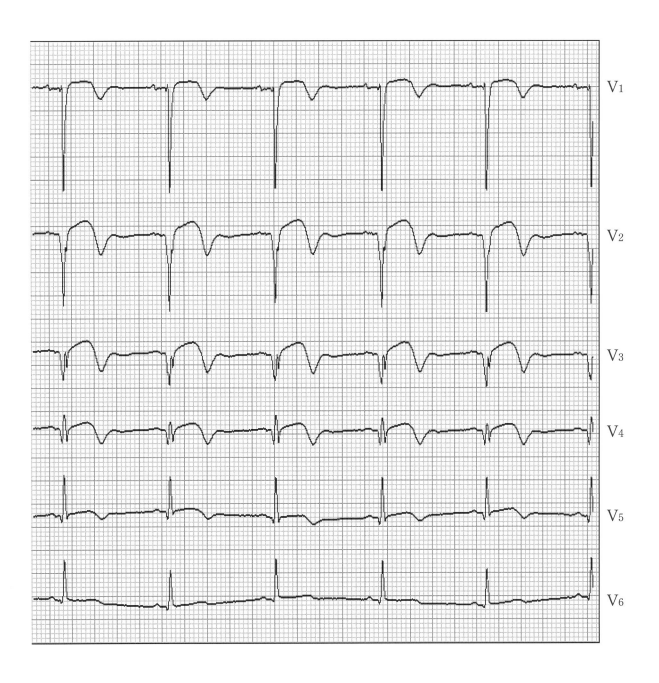

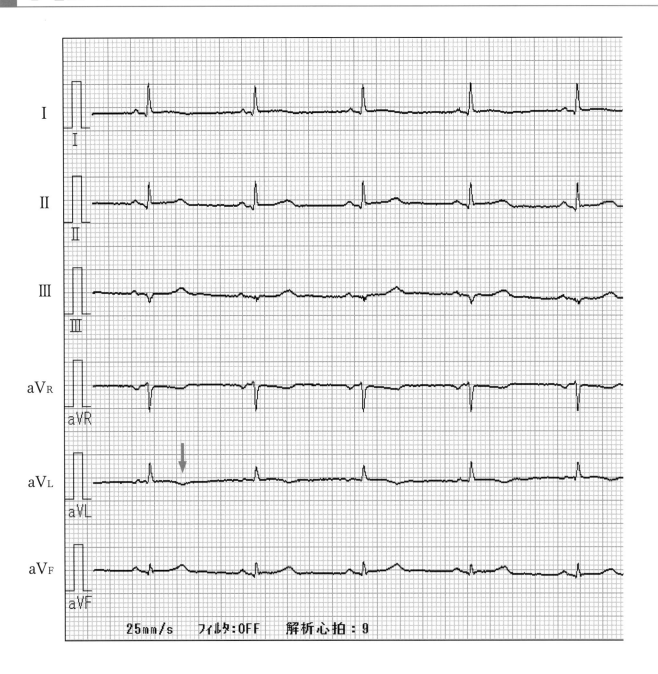

25mm/s　フィルタ:OFF　解析心拍:9

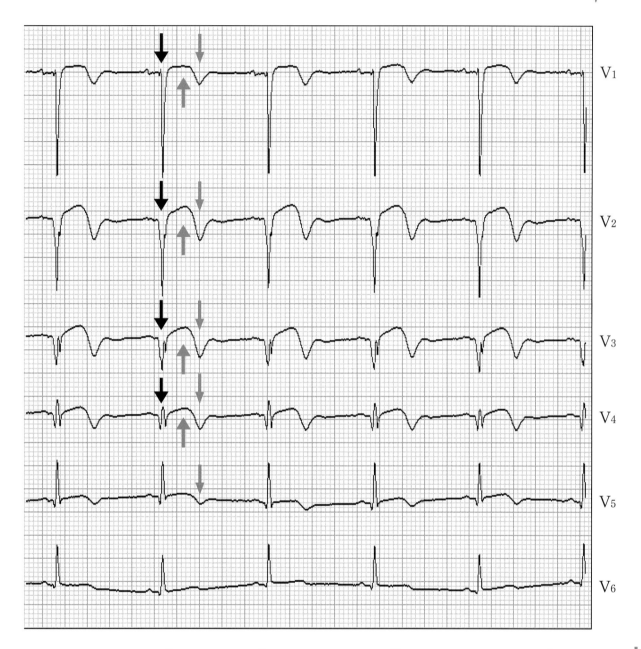

所見：V$_1$：r S🡇、V$_2$：Q S🡇、V$_3$,V$_4$：Q R S🡇、V$_1$−V$_4$：S T上昇🡅＋陰性T波🡇
　　　 I,V$_6$：平低T、 aV$_L$,V$_5$：陰性T🡇

説明：V$_1$,V$_2$,V$_3$,V$_4$でのS T上昇と陰性T波が目立ちます。
　　　V$_2$はP180のシェーマで示した8番目の波形と同じで、Q Sパターン＋S T上昇＋
　　　陰性T波となっており陳旧性梗塞です。
　　　V$_1$はr SとなっていますがR波が非常に小さいです。V$_3$,V$_4$とQ R Sと読め、
　　　異常Q波が存在します。V$_1$,V$_3$,V$_4$とも目の前の壁はR波の分だけ生きています
　　　が陳旧性梗塞といえます。
　　　 I,aV$_L$,V$_5$,V$_6$の目の前の壁に壊死はありませんが、 I,V$_6$は平低T、 aV$_L$,
　　　V$_5$は陰性Tで狭心症レベルの虚血があると考えます。
　　　冠動脈造影検査結果は左前下降枝の長距離にわたる99％狭窄が存在しました。

診断：陳旧性前壁中隔梗塞

以上のように、それぞれの誘導ごとに壊死、虚血を判定していくことが重要です。

心電図 17-2．治療経過：

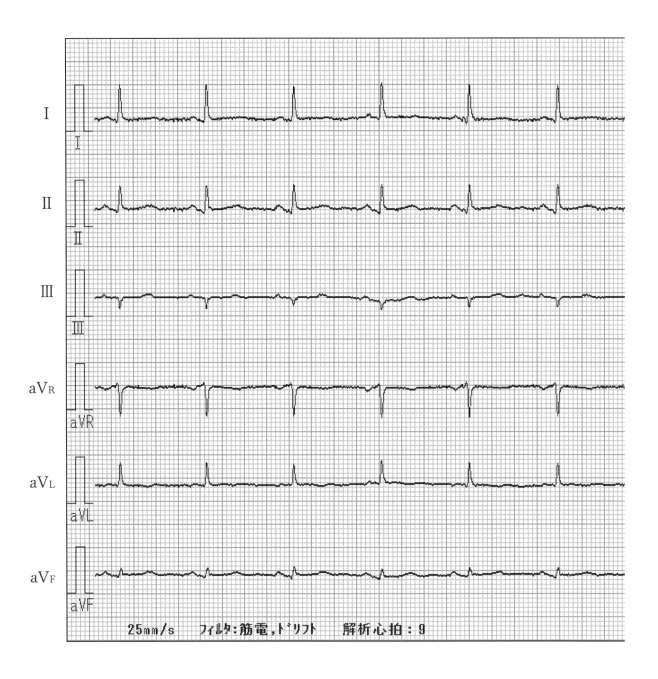

25mm/s　　フィルタ:筋電,ドリフト　　解析心拍：9

陳旧性前壁中隔梗塞：冠動脈完全血行再建術後

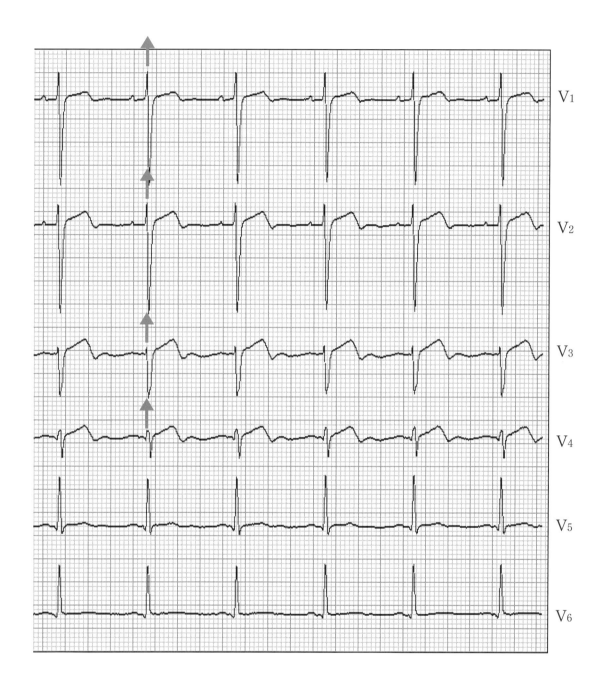

所見：

V_1, V_2, V_3, V_4：rS：異常Q波は消失し、R波がある程度回復しました。

しかし V_3, V_4 では低いです（部分的にも壊死あり）。ST上昇、陰性T波も軽減しました。

つまり、治療前の異常Q波、R波増高不良は electrical stunning 状態であって壊死ではないことが示唆されます。心臓超音波検査でも左室壁の大部分は菲薄化していませんでした。

下記の心電図を診断してみましょう。

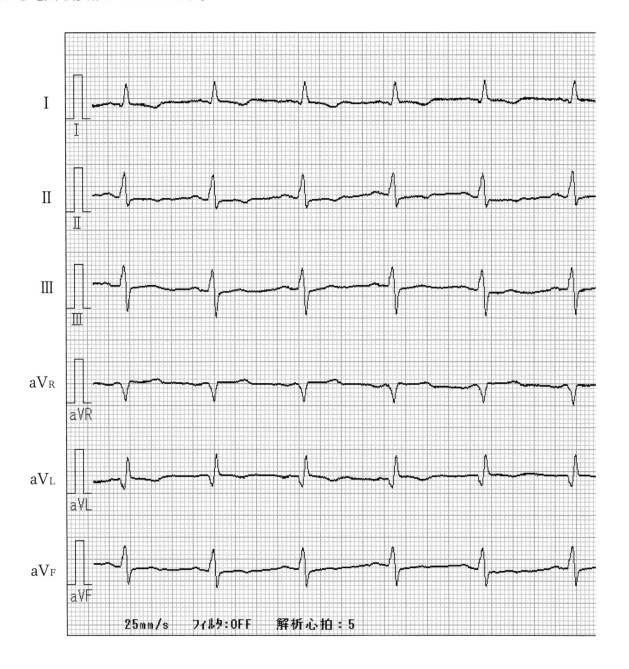

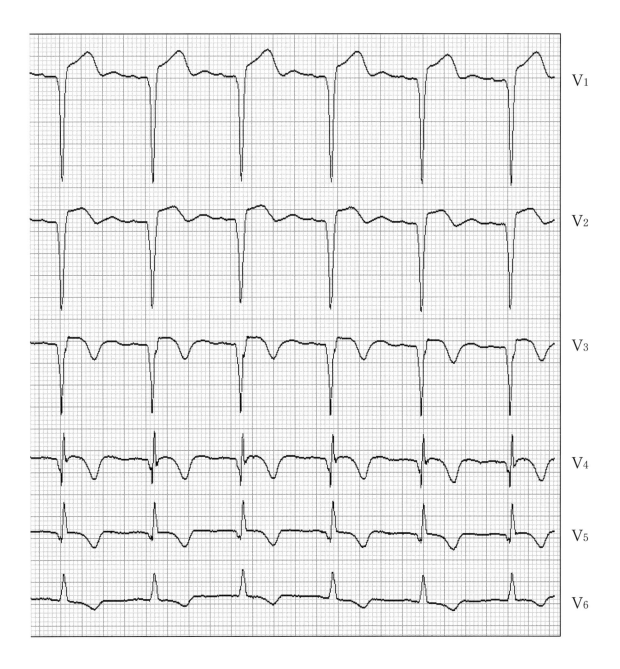

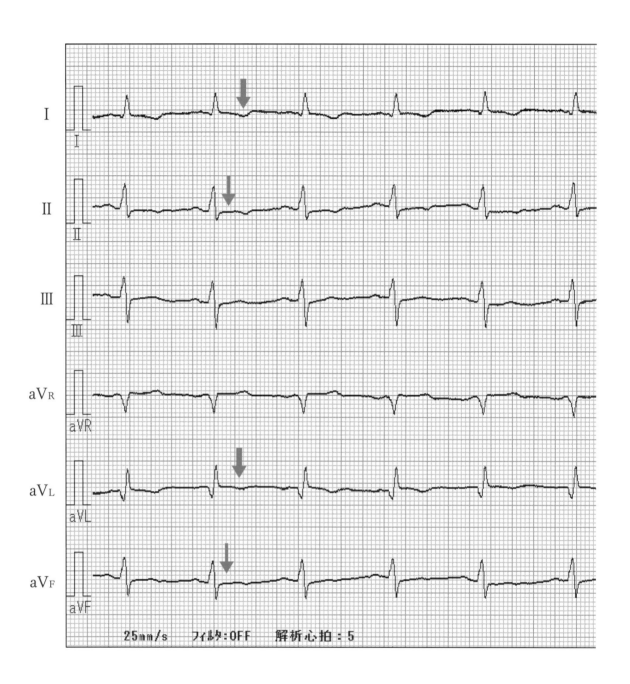

所見：V₁，V₂，V₃，Ｑ Ｓ ⬇ 　 Ｖ₄：異常Ｑ波、V₁－V₃：強いＳＴ上昇⬆：心室瘤形成
　　　 II，aVꜰ：ＳＴ低下⬇、 I，aV∟，V₂－V₆，：陰性Ｔ波⬇（虚血）
診断：陳旧性前壁中隔梗塞

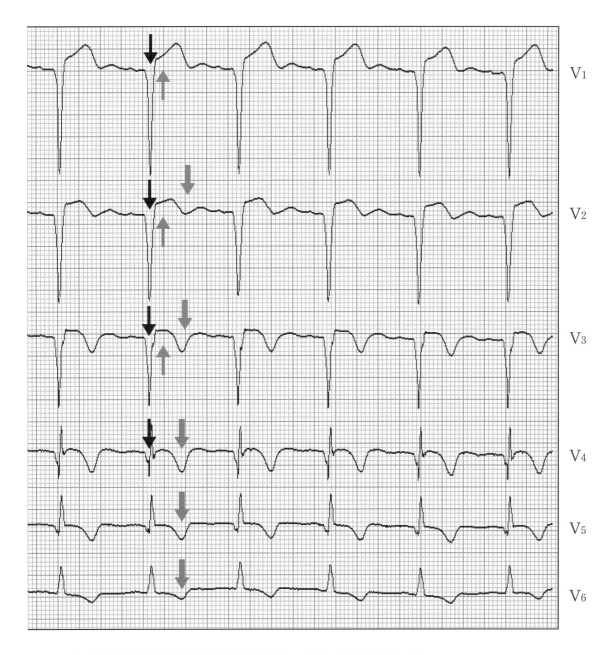

広範囲陳旧性前壁中隔梗塞による心室瘤形成

一般にＱＳパターンを示すＶ₁－Ｖ₄でＳＴ上昇の程度が激しいときには心室瘤形成が示唆されます。次ページに本症例の左室造影所見をお見せします。

心室瘤によるリスク：
　　心機能の著しい低下によるうっ血性心不全：利尿薬が必要
　　心室頻拍発生：抗不整脈薬が必要
　　心室内壁に血栓形成が起きて全身への塞栓症：抗凝固薬が必要

心電図 18. 症例 の心臓カテーテル左室造影検査所見です

左室造影

拡張末期	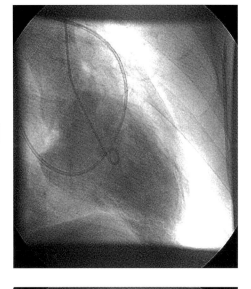 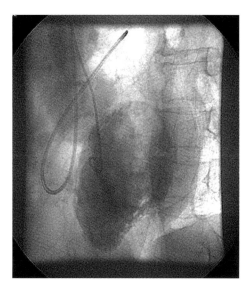
収縮末期	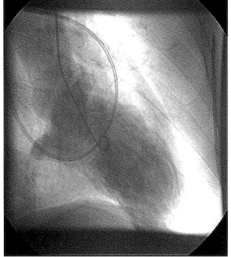 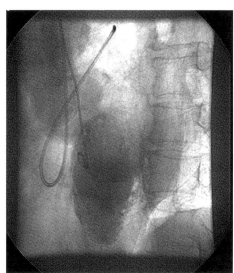

第１斜位　　　　　　　　第２斜位

左室造影

 拡張末期

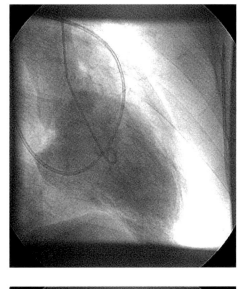

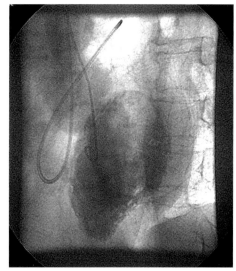

収縮末期

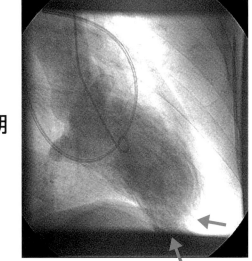

第1斜位 　　　　　　第2斜位

駆出率＝16%

⬆収縮末期にもかかわらず、左室心尖部を中心に造影剤が心腔内に残存しています。

⬆心尖部が外へ飛び出すような動きをします。

まるで雄どうし戦うときに膨れてたれ下がる象アザラシの頭の先の鼻のようです：心室瘤

下記の心電図を診断してみましょう。

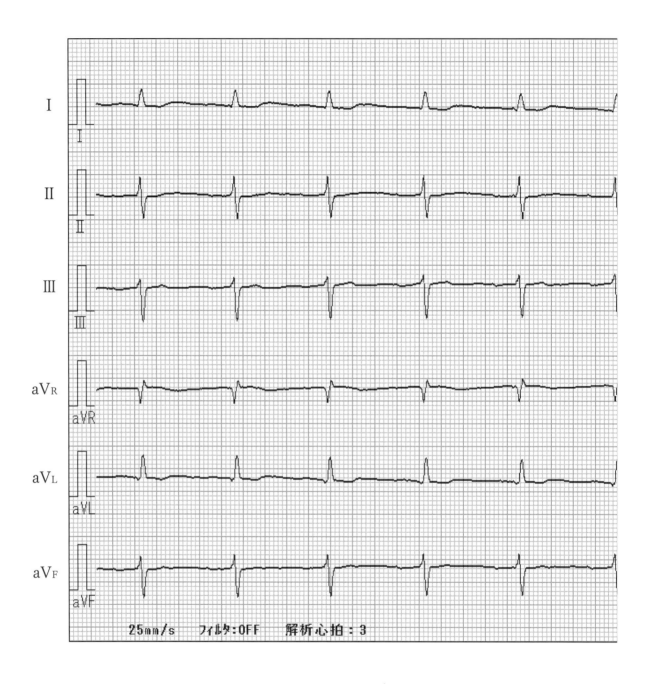

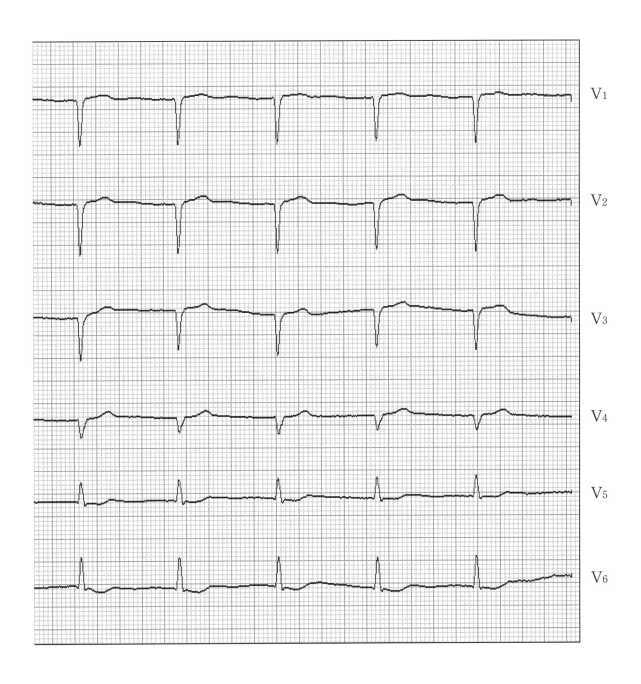

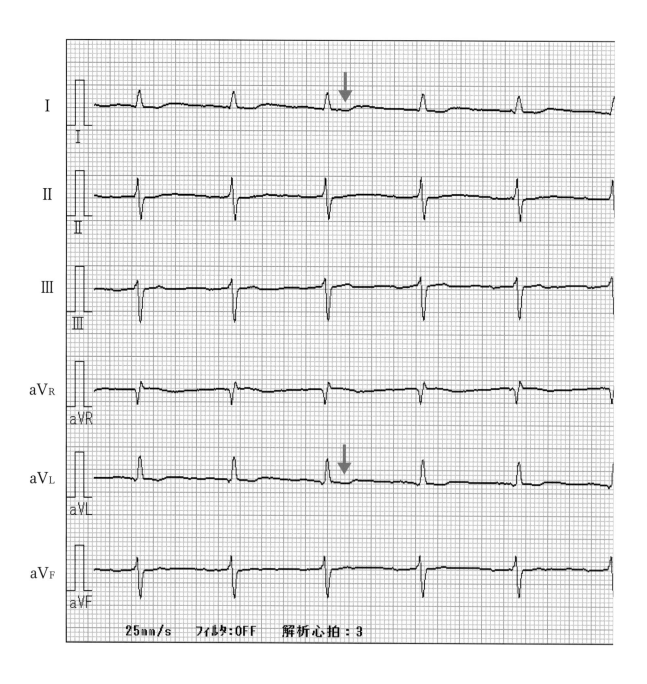

25mm/s　　フィルタ:OFF　　解析心拍：3

陳旧性前壁中隔梗塞

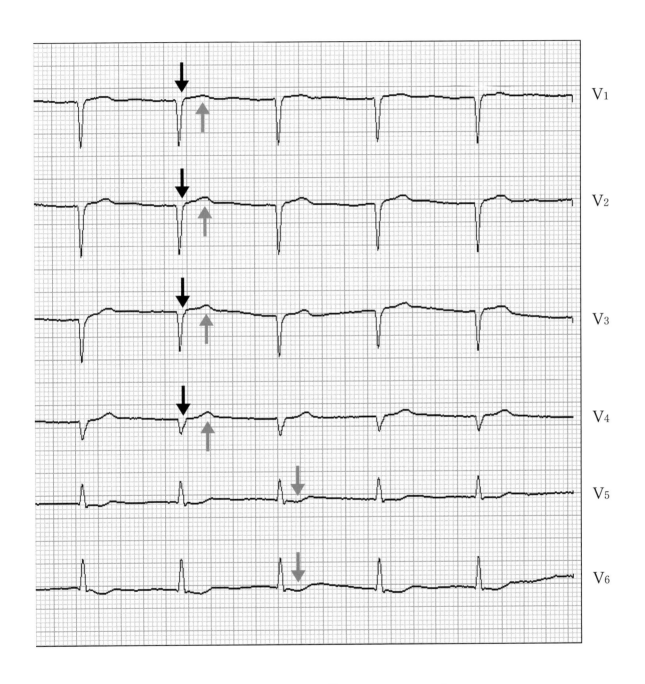

所見：V₁，V₂，V₃，V₄ QSパターン⬇　T波は陽性⬆

　　　I，aVʟ：V₅，V₆：ST低下⬇：生きているが虚血あり

診断：陳旧性前壁中隔梗塞

このように心筋梗塞後1年くらい経つと陰性T波が自然に陽性に戻ってくる症例があります。壊死や虚血の状態は変わりません。

下記の心電図を診断してみましょう。

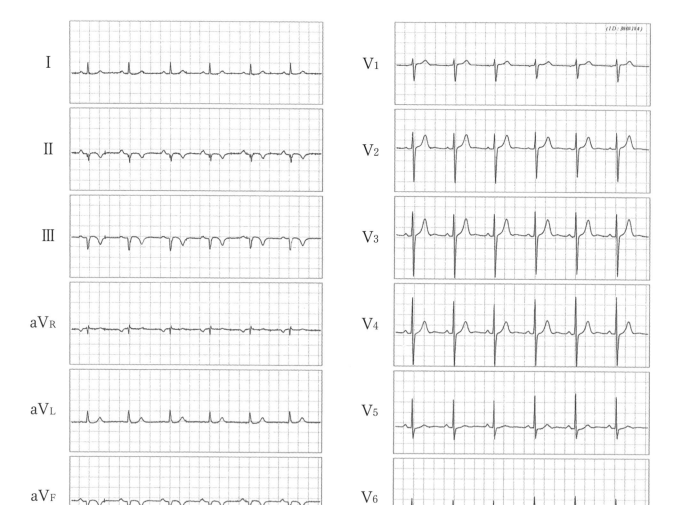

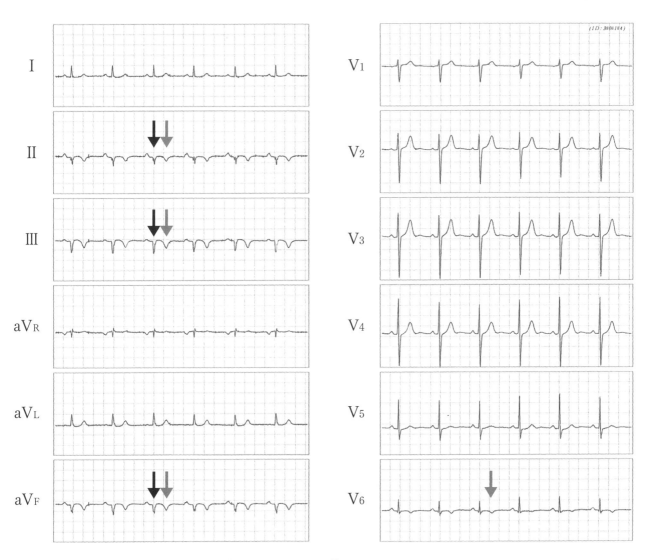

II，III，aVF：QSパターン↓　＋陰性T波↓
V6：陰性T↓：虚血

陳旧性心筋梗塞の心電図の見方（まとめ）

各誘導ごとにその目の前の壁の状態を考えるようにします。

ＱＲの意味：Q波は部分壊死、R波は生存
　rSの意味：R波増高不良：r波は生存、S波が深い分だけ壊死
ただし、electical stunning（強い虚血による）が混在している可能性もあります。
　R波存在誘導におけるＳＴ低下あるいは陰性T波の意味：心筋虚血

一般に、心筋梗塞を発症した心臓壁は正常、虚血壊死の三者が混在しています。冠動脈造影検査に心臓超音波、心臓シンチを合わせて虚血部位を診断し、インターベーション治療にもっていくことは、将来の心筋梗塞を予防して生命予後を改善します。

下記の心電図を診断してみましょう。

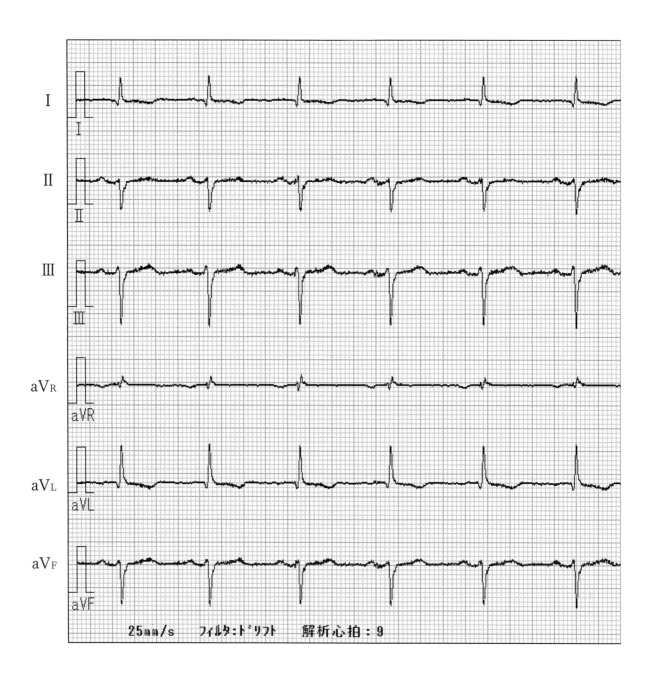

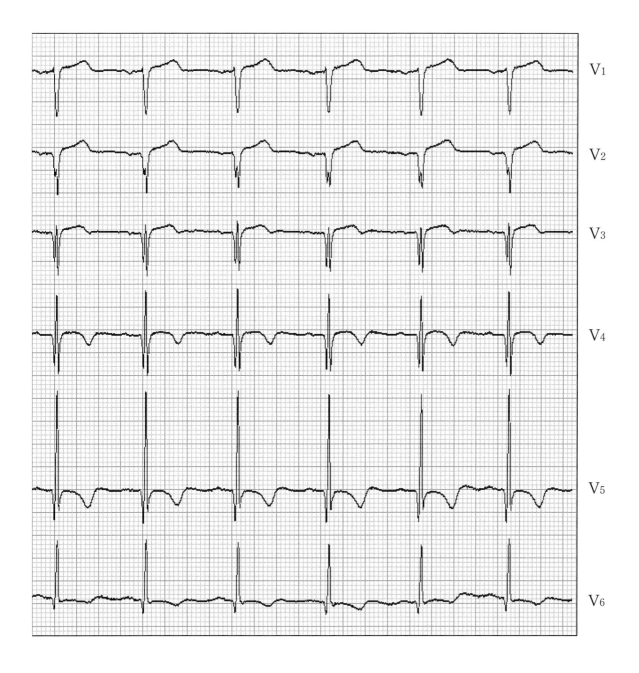

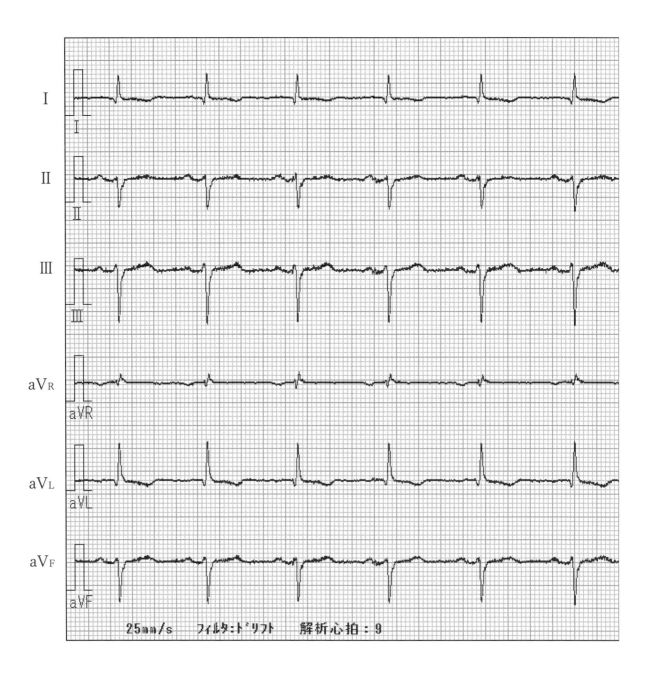

25mm/s　フィルタ:ドリフト　解析心拍:9

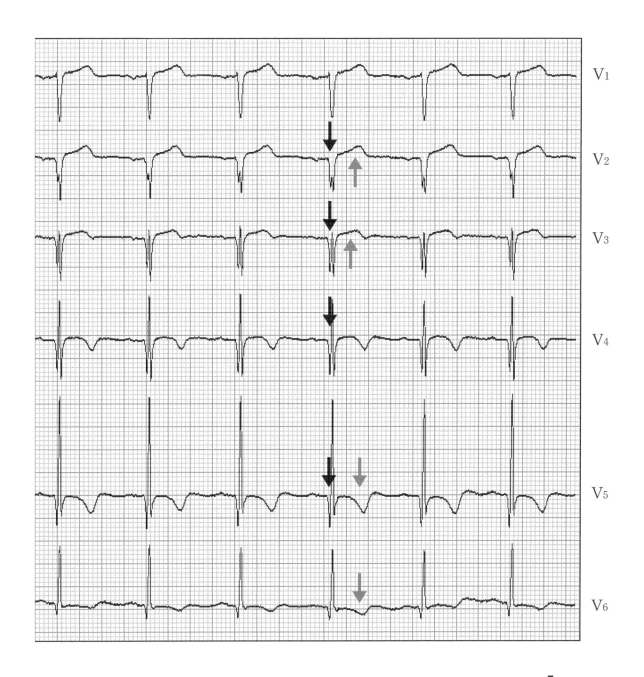

V₁

V₂

V₃

V₄

V₅

V₆

所見：一見、陳旧性心筋梗塞のようです。V₂, V₃, V₄, V₅：異常Q波⬇、
　　　V₂, V₃：ＳＴ上昇⬆、V₄, V₅, V₆：陰性Ｔ波⬇

心臓超音波検査の所見：左室壁運動良好　中隔の著しい肥大

診断：肥大型心筋症

肥大心では異常Q波、ＳＴ上昇、ＳＴ低下、陰性Ｔ波も出現します

下記の心電図を診断してみましょう。

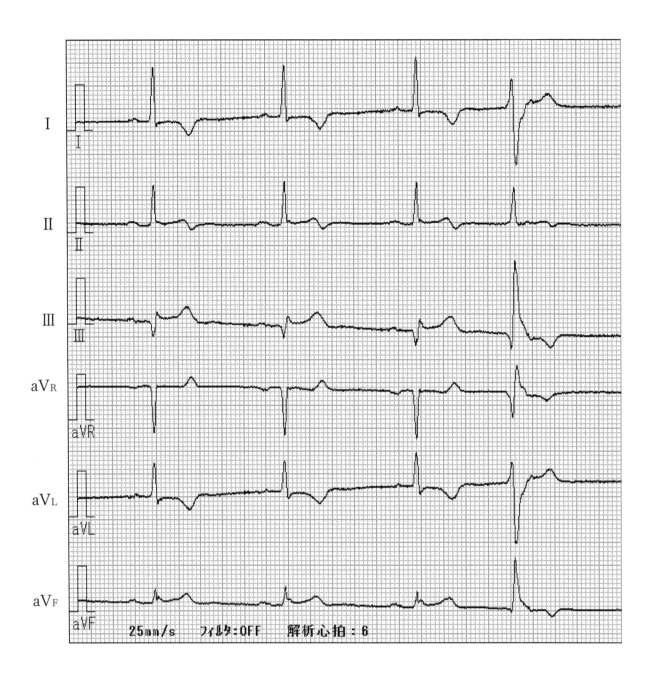

25mm/s　フィルタ:OFF　解析心拍 : 6

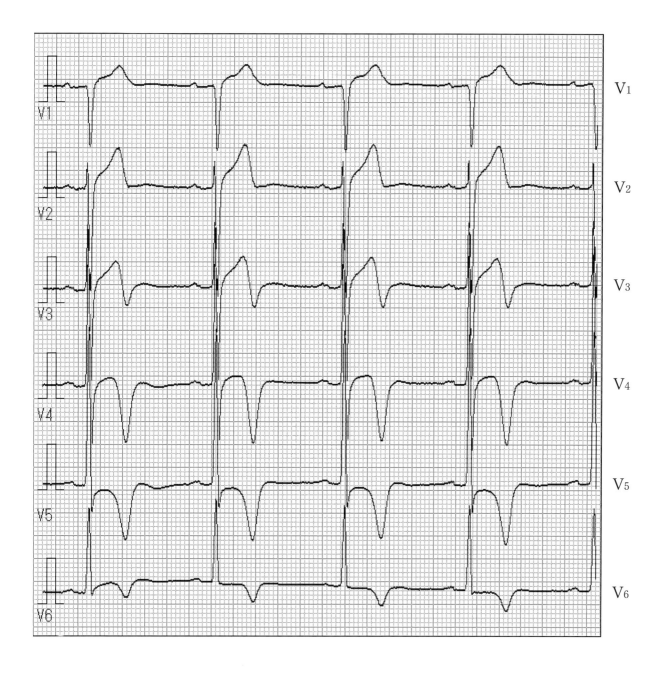

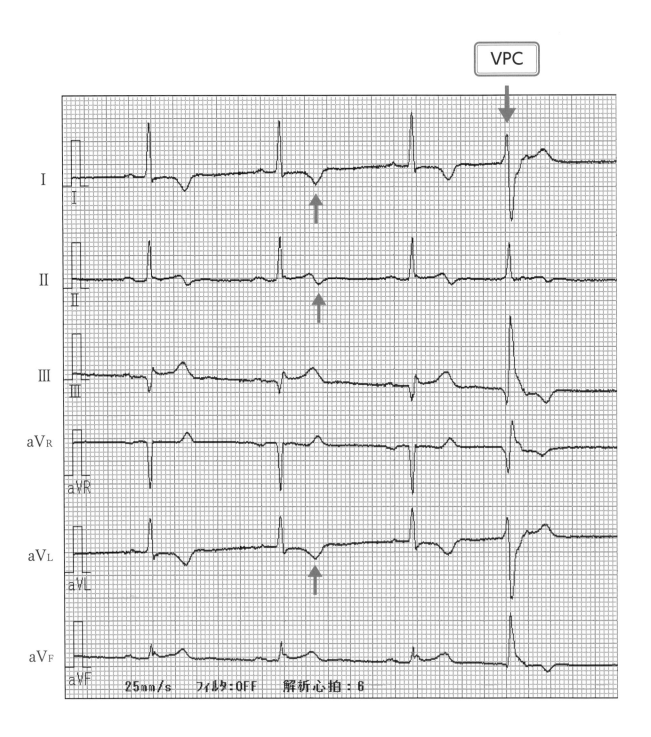

VPC

25mm/s　フィルタ:OFF　解析心拍 : 6

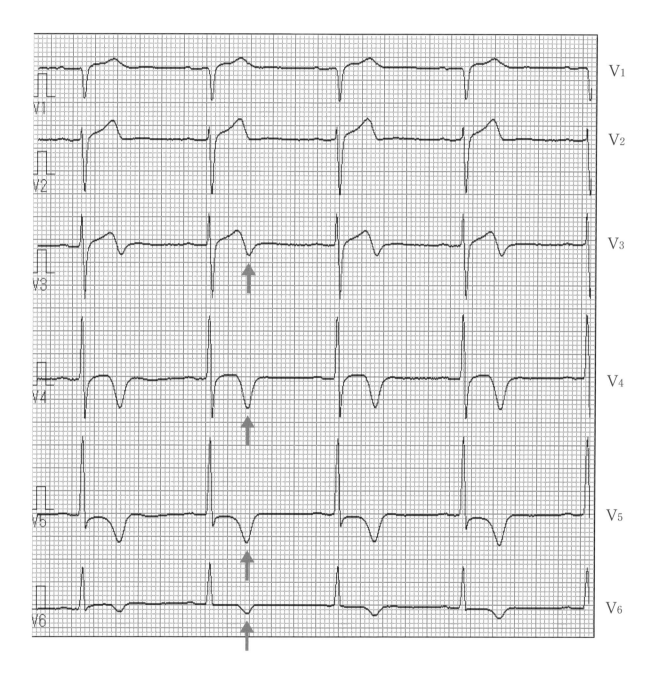

所見：I，II，aVL，V3，V4，V5，V6：陰性T波▲　V4，V5は巨大陰性T波

　　　　心臓超音波検査：心尖部は全周性に壁肥厚

診断：心尖部肥大型心筋症

T波の陰性化は経年的に起こり、胸部症状はほとんどありません。

巨大陰性T波は症例5（不安定狭心症）を思い起こさせます。鑑別が必要です。

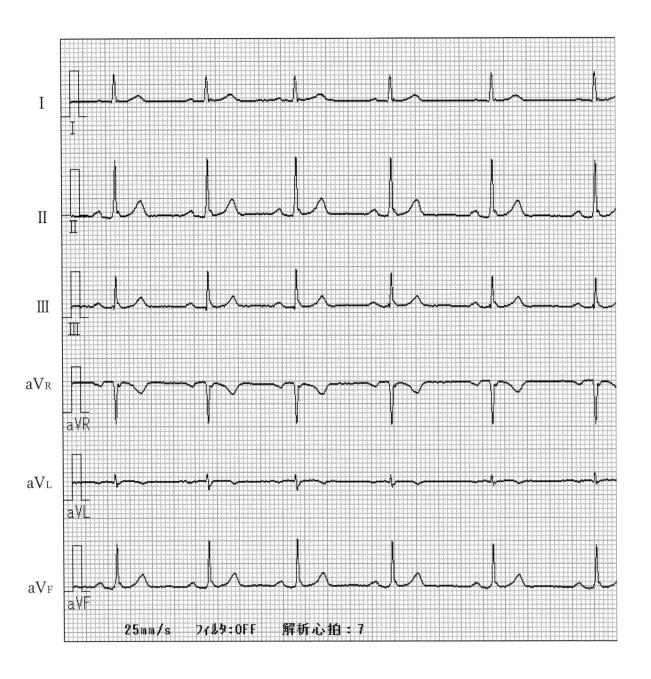

25mm/s　フィルタ:OFF　解析心拍：7

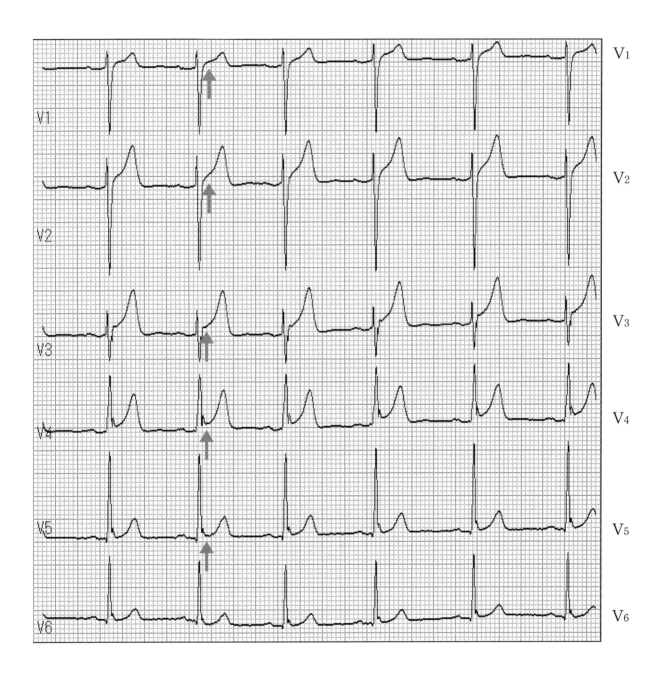

V₁, V₂, V₃, V₄, V₅：ＳＴ上昇↑（早期再分極）

V₄, V₅：Ｔ波↑

診断：正常

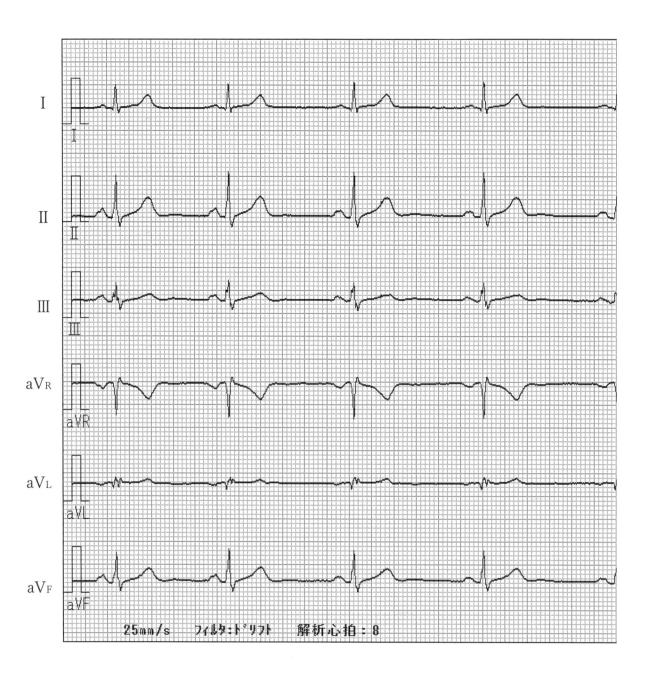

I

II

III

aVR

aVL

aVF

25mm/s　フィルタ:ドリフト　解析心拍:8

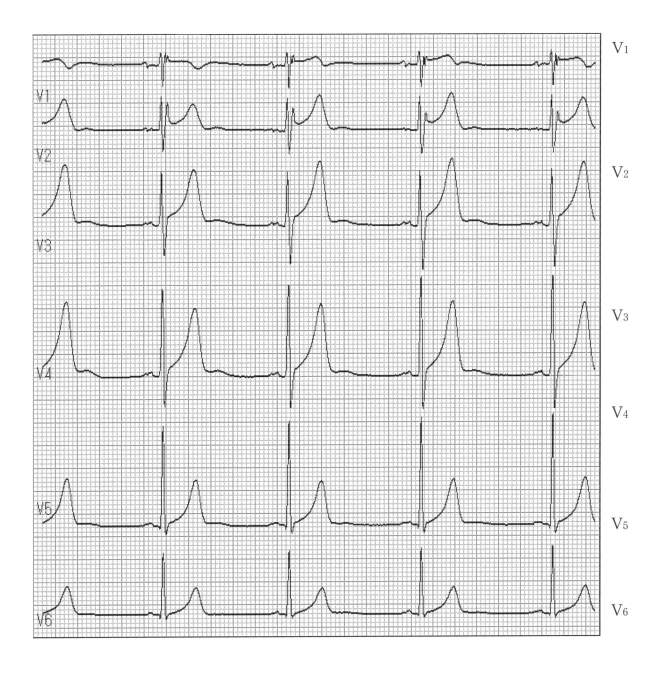

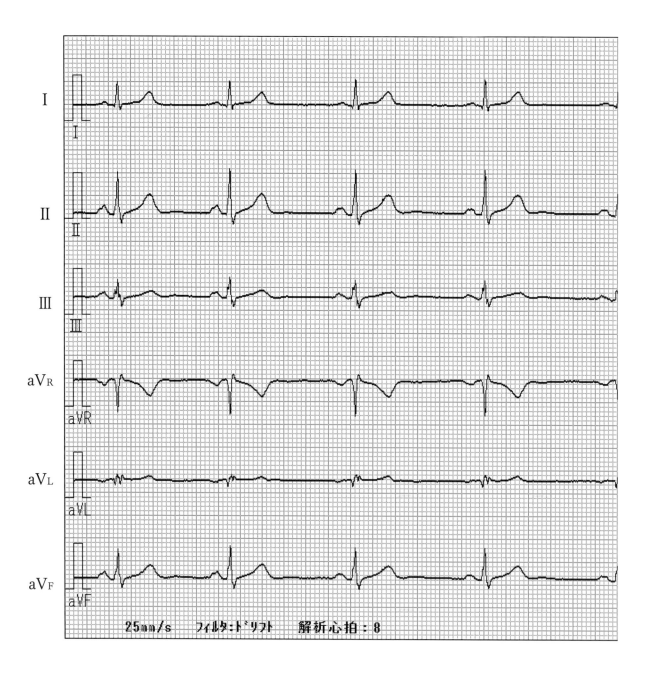

25mm/s　フィルタ:ドリフト　解析心拍：8

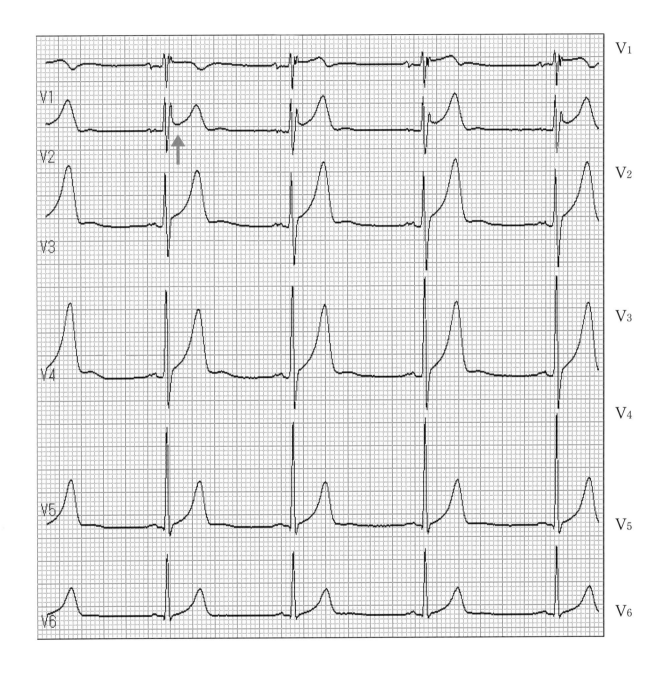

V₂：不完全右脚ブロック

Saddleback型ＳＴ上昇⬆

診断：Brugada症候群 疑い

心筋梗塞以外でＳＴ上昇を認める疾患：

完全左脚ブロック【P28】

左室肥大（肥大型心筋症）：高血圧心・大動脈弁狭窄症など圧負荷のかかる後天性
　　　　　　　　　　　心疾患：【P18】

早期再分極：上に凹形のＳＴ上昇【P264】、健常者に高頻度に認め
　　　　　　病的意義は少ないです。
　　　　　　胸痛を訴える初診症例で以前の心電図情報がない場合は急性心筋梗塞と
　　　　　　の鑑別を要します。心電図の時間経過を追う必要があります。

Brugada 症候群：完全右脚ブロック＋saddleback 型ＳＴ上昇
　　　　　　　　あるいは concaved 型ＳＴ上昇。
　　　　　　　　発作性心室頻拍による突然死が起こりえます。遺伝性もあります。【P266】

急性心筋炎：冠動脈支配に関係なくＳＴ上昇、上気道炎症状先行、胸痛はありません。
　　　　　　血清心筋逸脱酵素上昇、軽症から心不全症例まであります。

急性心膜炎：冠動脈支配に関係なく広範囲、上に凹形のＳＴ上昇、
　　　　　　上気道炎症状先行。吸気時胸痛・呼吸困難。心嚢液貯留起こり得えます。

まとめ

１．不整脈の診察時には心拍と脈拍が一致していないことに注意をします。
　　不整脈の心電図診断では 常にP波の存在を確認していくことが重要です。

２．狭心症の診断では、胸部症状と心電図ＳＴ－Ｔ異常の時間的変化を追うことが
　　重要です。

３．心筋梗塞の診断では、ＱＲＳパターンの異常を見抜きます。
　　その患者の過去（発症前）の心電図との比較も必要です。

あとがき

この教科書を勉強と演習用に使用してください。
そして実際の患者の心電図を診断するときに思い出して見直してください。
筆者が強調して伝えたかったことにきっと同感されるでしょう。